老筋力

—100歳になっても自力で歩きたい人へ—

久野信彦

祥伝社黄金文庫

文庫版まえがき

私の初めての著書としてこの本を上梓《じょうし》したのは、2008年11月のことですから、早いことに約3年半の月日が流れたことになります。

愛知県・名古屋の地で接骨院を開院してから、二十有余年もの間、お年寄りの患者さんを中心に臨床を続けてきた経験から、高齢者の筋肉トレーニングの必要性をもっと世の中に知っていただきたい一心で、ペンを執ることになったのでした。

「弱くなった筋線維《きんせんい》が切れてしまうから、危ない」と医療の現場では禁忌とする傾向にあった高齢者による筋肉トレーニングは、いまやその必要性が認められるようになりましたが、「何歳になっても、筋肉トレーニングは有効かつ必要である」という啓蒙《けいもう》にもっとも貢献してくれたのは、故・成田《なりた》きんさんです。

100歳の双子姉妹・きんさんぎんさんとして、一躍時の人となったきんさんは、私の接骨院のすぐ近所にお住まいで、もともとお付き合いのある患者さんのひとりでした。

100歳を過ぎて、足の衰えが目立つようになったきんさんは、当院に通うようになり、毎日筋肉トレーニングに励まれたのです。

きんさんは日増しに脚力を復活されて、院内をスタスタと杖なしで歩くようになり、全身の血流量がアップした結果、認知症をも克服することとなりました。

その様子は、多くのメディアで取り上げられて、「きんさんの筋トレ」として多くの人の知るところとなったのです。

「100歳を過ぎても、がんばれば筋力を取り戻せる！」

そう世の中に知らしめられたことの意義は、大変大きいものでした。

今年の初め、1月23日はきんさんの13回忌でした。

昨年出版した2冊目の著書『100歳まで歩ける！クノンボールエクササイズ』（自由国民社刊）が10万部を超えるベストセラーとなったこともあり、この機会に高齢者の筋肉トレーニングの必要性を今一度アナウンスしたいと願って、あるイベントを開催しました。

それは「成田きんさん13回忌祭典　100歳まで歩こうDay」というものでした。お年寄りを中心として名古屋某所に250名の方々をご招待して、近藤サトさんの司会進行と私の音頭でみんな一緒に筋肉トレーニングをしよう！　という企画でしたが、思いがけず申込が殺到して、なんと540名超もの応募をいただくこととなりました。

いまさらながら、みなさんの関心の高さを目の当たりにして、改めて身が引き締まる思いでした。

「人生が終焉《しゅうえん》するその一瞬まで、元気に自分で歩きたい」

これは万人の願うところでしょう。

昨年は東日本大震災という悲しい出来事があり、大変な1年でした。被災地から発信される悲惨な映像の数々を毎日見ることとなり、私はさらに「自分のチカラで歩く」ということの意味を再確認しました。

いざというときに、自力で歩けるということは最大の防御となります。

つまり、「自分のことは自分で守る」という自衛の前提は、まず歩けるということなのです。

自力で歩くためだけの筋力を保持することは、生きるために必須の条件といえるでしょう。そのためには、衰えゆく筋肉を日々鍛える筋力トレーニングが必要不可欠なのです。


この本では、身の回りにあるものを利用して、気軽に毎日楽しく続けられる筋肉トレーニングを紹介しています。

きんさんに続いて、生涯寝たきりになることなく、１００歳を過ぎても一生現役、元気に歩きましょう！

久野接骨院院長　久野《くの》信彦《のぶひこ》

企画　ひろたたけし
編集　西田貴史　伊藤理絵（manic）
デザイン　福住 修（ZOOT.D.S.）
写真　山本寿人
協力　成田幸男　成田菊枝　高橋智子　久野日恵

立てなかったきんさんが歩いた！　まえがきにかえて

100歳のご長寿双子姉妹きんさんぎんさんとして大きな話題となった、成田きんさんとお知り合いになって、数年たったある日のこと。

ご家族にかかえられて、きんさんは来院されました。

実は、足がすっかり弱り、ご自分で歩くことはもちろん、診察室のベッドにも、ご家族の助けがないと上がれない状態でした。

内臓の方は元気のようでしたが、足は細くなり、かなり弱った状態でした。

しかし、きんさんは言いました。

妹の蟹江《かにえ》ぎんさんが自力で歩くので、自分も歩きたいのだと。

この衰えを知らない競争心は、「闘争心」ともいえる強いものでした。

この日から、きんさんと私の筋肉トレーニングが始まったのです。


しかし、これはかなり奇抜なことで、勇気のいることでした。

それは、この**当時の医療業界では、高齢者の筋肉トレーニングは禁止傾向にあった**から、です。

衣類が多くの繊維で編まれているのと同じように、筋肉は細い筋線維《きんせんい》がたくさん集まってできています。

そして、古くなった衣類を引っ張ると簡単に破れてしまうのと同様に、高齢者の筋肉も切れやすくなっています。

いわば、高齢者の筋肉トレーニングは、繊維が脆《もろ》くなった衣類を繕《つくろ》う行為といえます。

しかし、古くなった衣類は繕っても、繊維が脆いため、簡単に破れてしまうはず。古くなった筋線維も同じことだと考えられていました。だから、高齢者に筋肉トレーニングをさせても危険なだけだというのが定説であったわけです。

それでも、**方法さえ間違わなければ、高齢者の筋肉トレーニングは可能であり、必要であると**考えていた私は、きんさんとトレーニングを始めました。もちろん、最初から負荷の大きい運動はできません。はじめは、私が手で荷重をかけて行うハムストリングス強化運動（102ページ参照）と、1キロ程度の軽いおもりを使用した、筋肉強化トレーニング（108ページ参照）でした。

前者は、ふくらはぎの腓腹筋《ひふくきん》と大腿二頭筋《だいたいにとうきん》、後者は大腿部の大腿四頭筋《だいたいしとうきん》を鍛えるトレーニングです。

トレーニングを始めたころのきんさんの足はガリガリの状態で、筋線維も糸みたいに細く、すぐに切れてしまいそうでした。

それでも、**無理がないように観察しながら続けていると、見た目にもわか**

るほどに、筋肉に張りが出てきたのです。

これは奇跡でもなんでもなく、毎日きんさんががんばった結果でした。始めてから、3カ月目のころのことでした。


筋肉トレーニングのメニューは、次の段階に入りました。ハムストリングス強化運動は、重さ800グラムのおもりをつけて、1日に30回程度からスタートしました。もちろん、大腿四頭筋を鍛える筋力トレーニングも並行して行いました。

すると、1日に30回だったのが190回、190回が630回……と回数が増えていき、最終的には重さ1・5キロのおもりを両足につけて、平均600回くらいをこなすようになったのです。

これは、来院時を考えると、目覚ましい進歩でした。

自分で立つことすらできなかったきんさんが、院内を杖なしの自力で歩けるようになったのですから。

高齢者でも筋肉トレーニングによる体力強化が可能なことを、また何歳になっても始められるということを、きんさんが証明してくれたのです。**このひとつの劇的な症例が、その後の治療の考え方を変えるきっかけとなり、今では高齢者の筋力トレーニングもタブーではなくなりました。**

また、**「足は第二の心臓である」**といわれます。**自力歩行による血液循環の改善が、脳の活性化にいい影響を与えることが最近わかってきた**のです。その症例としても、きんさんの存在は大きいものでした。

トレーニングを始めたころのきんさんは、運動回数を数えるときに、10まで数えるのにも途中で数字を間違えて戻ったりしていました。認知症の症状もだいぶ出ていたようです。しかし、筋肉トレーニングにより脚力が回復してきたころには、１００まで数えても数字を間違うことがなくなったのです。

それは、臨床の現場に携わるものとして、目を見張る出来事で、また来院当時に比較して、きんさんの意識は明らかに明晰《めいせき》に再起されつつあることの実感を覚える感動的な出来事でもありました。

100歳を超えた著名な高齢者が、脚部の筋力強化トレーニングにより、自力歩行に成功し、また、そのトレーニングによって良化された血液循環が脳を活性化した結果、認知症の改善の傾向につながったという事実は、当時の学会で発表され、驚きをもって迎えられたそうです。

実際きんさんは、来院直後と比較して、トレーニングが軌道に乗ったころから、会話の受け答えが早くなり、またその内容も趣旨を確実にとらえた正確かつ、ユーモアたっぷりのものへと変化しました。

「きんさん、再婚する気ある？　するとしたら、どんな人がいいかねえ？」

と私が面白半分にいうと、すぐに、

「年上がええなも」

と応え、院内が爆笑の渦に巻き込まれたこともありました。

そんな洒脱《しゃだつ》なきんさんもその後に鬼籍に入られましたが、ご家族のおはなしを聞くと、**お亡くなりになるその日まで寝たきりになることもなく、天寿を全うされた**そうです。

そして今日も、私の接骨院では多くの高齢者の方が、筋肉トレーニングに励んでいらっしゃいます。

その必要性と効果について語ることで、少しでもみなさんの楽しい生活に貢献できれば、大変うれしく思います。

久野接骨院院長　久野信彦

老筋力◎目次

第四章 「老筋力」実践者の声

第一章

高齢者筋肉トレーニングの必要性

数年前まで、高齢者の筋肉トレーニングは医療界ではタブーとされてきました。しかし、今では認知症改善の見地からも、見直されてきました。その必要性をおはなしします。

◎高齢者の心構えとトレーニングのヒント

「老筋力」とうたって、これから高齢者の筋肉トレーニングの必要性からその実践までおはなしするのですが、かくいう私も今年で63歳となります。決して、他人事ではないわけです。これから日本は空前の高齢社会となり、メディアでも福祉制度や社会保険制度など、あれやこれや、いわれております。私自身、接骨院を経営して、常に臨床の場で毎日暮らしていると、高齢化の波を肌で感じているわけですが、その中に身をおきながら、自分自身、今後について、心構えというものをもつようになりました。それは、

「若い人にできるだけ世話にならない」

ということです。若い人は、いわば日本を支える働き手であり、生産性がある人ということになります。もちろん生産性のある高齢者の方もいらっしゃいますが、やはり隠居されることもしばしばでしょう。今まで家庭に尽く

し、国に尽くしてきたわけですから、それは当然の権利です。しかし、それは、健康あってのことなんですね。自分のことは自分でできる、というのが前提のおはなしです。では、健康を損ねたとき、どうなるのか？　それは、「病気や障害を患うと、（生産性のある）若い人を自分のために使ってしまう」

ということになります。もちろん、いつかは病み、患い、人間は死んでいくわけですから、他の人に全く世話にならないということはできません。あくまで、ここでは「できるだけ世話にならない」と申し上げているわけです。しかし、高齢になってくると、意識をもって自発的に健康を維持しないと、人間はドンドン衰えてきます。老化の波に、負けてしまうわけです。では、いったいどうしたらいいのか？　その答えが、

「高齢者にも筋肉トレーニングが必要である」

ということになります。

成田きんさんは、100歳を超えてから筋肉トレーニングを始め、失われた自力歩行の力を再現し、かつ、認知症の改善までをも、結果として得られました。そして、お亡くなりになるまで、寝たきりにはなりませんでした。

これは、きんさんの努力によって得られたことです。

このきんさんの残してくれた事例に鑑みれば、

①いつ始めても遅過ぎるということはない。

②やれば、必ず効果が出る。

③意欲をもってやれば、継続できる。

といえます。

きんさんには、「ぎんさんが自力で歩くので、自分も歩きたい」という意識がありましたが、競争心がなくとも、意欲をもつことは十分可能です。

それは、「いかに実感できるか？」ということだと思います。私は来院された患者さんに、トレーニング中に、いつもおはなしすることがあります。「ここを触ってみてください。硬くなっていますね。トレーニング中に硬くなるこの部分が、今鍛えられているところなんです」

これが、実感なんです。**毎日行うトレーニングがどこに作用しているのか、リアルタイムで感じることが大事なんです**。そうして初めて、その継続の結果として、「効果」というものを次に実感できるわけです。それらを踏まえた上で、筋肉トレーニングを継続させるためのヒントが、次になります。

①楽しんでする。
②難しいことはしない。
③痛いこと、無理なことはしない。
④意識、目標をもつ。

◎自力歩行は脳を活性化して、認知症を改善する

筋肉強化のトレーニングが必要な理由として、自力歩行の維持、再現があります。これはもちろん、日々の生活や運動のためという意味もありますが、先述の通り、脳の活性化を促すという大事な理由があります。

「足は第二の心臓である」

といわれています。

実は、全身の血液の循環を促すためには、心臓のポンプ作用だけでは不十分なのです。心臓は胸の高さにありますが、人間の体の大部分は心臓の高さよりも低い位置にあり、**心臓から送り出された血液を、再び心臓に送り返すには重力に逆らわなければならない**のです。

このとき、ミルキング効果（筋肉ポンプ）というのが重要になります。

筋肉は収縮と弛緩《しかん》を繰り返すことで、血管を押して血液を流す役割をもっています。この動きは乳しぼりに似ていることから、ミルキング・アクションと呼ばれており、その効果をミルキング効果といいます。

足にはこの働きを担う大きな筋肉、大腿四頭筋や大腿二頭筋および下腿《かたい》三《さん》頭筋《とうきん》があり、これらの**筋肉が足の運動により、下半身のほとんどの血液循環を促している**のです。ゆえに、足は第二の心臓と呼ばれています。結果、**自力歩行による運動で、ミルキング効果が促され、全身、そして脳への血流量が増える**ことになるのです。**その血液で、脳に大量の酸素や栄養が送りこまれることになり、脳が活性化**されます。

また、自力歩行により、脳の運動野《うんどうや》と呼ばれる運動をコントロールする大《だい》脳《のう》皮《ひ》質《しつ》が活動し、その情報が前頭前野《ぜんとうぜんや》に送られます。また、呼吸器系や血管系が活発に活動することで、その情報も視床下部《ししょうかぶ》を通じて、前頭前野に送られます。

これらの情報を受けて、脳全体を統括する前頭前野は、全身の活性が高まったこと、脳に十分な酸素や栄養があることを、脳全体に伝えて、神経細胞の活動を促します。同時に、神経細胞は情報を伝えるときにＮＧＦと呼ばれるたんぱく質をより多く分泌します。

このNGFに神経細胞を成長させる作用があり、さらに脳が活性化するのです。

この自力歩行による脳の活性化、認知症の改善は先述の通り、きんさんの場合とても顕著にみられました。

100歳になってから始めても、効果があることが証明されているのですから、まだ始めていない方には、ぜひおすすめしたいと思います。

◎筋肉トレーニングは家でできる。お金もかからない

第三章「老筋力」実践トレーニング編で、いろいろトレーニングをご紹介していますが、すべて自宅で可能なものばかりです。実際、私の接骨院にあるものは、設備らしいものは低周波治療器とマイクロウェーブの設備くらいで、あとは、**私が工夫して設《しつら》えたものばかり。すべて、自宅での応用が可能**です。

筋肉トレーニング自体にお金がかかるようでは、継続などできっこないのではないでしょうか。

私の接骨院には、毎日多くの方に来院していただいておりますが、いってしまえば「接骨院には通わなくてもトレーニング自体はできる」ということです。毎日のトレーニングは必要ですが、毎日接骨院にいく必要はないのです（ただし、外傷患者さんは別です）。

年齢的にも、環境的にも、**筋肉トレーニングを思い立ったその日から、すぐに始めることができ、いつ始めても遅過ぎることはありません。**

しかし、高齢者の筋肉トレーニングの場合、それもすでに身体の自由がきかない方の場合は特に、重要なことがひとつあります。それは、「高齢者の筋肉トレーニングには、ご家族の方など、近隣の方の手助けが必要である」

ということです。

具体的に申し上げますと、まず最初に「目的の理解」のためです。なぜ、自分は筋肉トレーニングをする必要があるのかを、本人にしっかり理解していただかなければ、始めることはできても継続はできないのです。

私は患者さんに、とにかく具体的に、わかりやすく、繰り返しておはなしします。これは、根気のいることですが、患者さんに積極的、自発的になっていただくには、「目的の理解」をしていただくことが必要不可欠なのです。特に高齢者の方の場合、毎日繰り返しおはなししなければ、なかなか理解していただけません。継続していただくためには、介助する人の粘り強い努力が必要なのです。治療としての筋力強化トレーニングをしていただく場合、私はいつも「患者さんと一緒に治す」と考えて、患者さんにおはなししています。

また、ハムストリングス強化運動①（102ページ参照）のように、付き添いの必要な筋肉トレーニングもあります。その他のトレーニングも、直接的に危険なことはないものの、やはりご家族の方、近隣の方の介助、付き添いがあるのが理想的です。

これはお互いの幸福のためになることであり、1日数十分のコミュニケーションのひとつですので、ぜひ手を貸してあげてほしいものですね。

◎人間の体は楽をさせない方がいい

人間の体は、楽をさせると怠ける性質をもっています。

例えば、腰痛などで装着するコルセットを、症状がたいしたことのない人に、漫然と長期使用させた場合、どうなるのかというと、腹筋、背筋の筋力が低下してしまいます。

また、同じような例で、インスリン投薬の必要がない、軽い糖尿病の人がインスリンを使用すると、膵臓《すいぞう》機能がますます低下して、インスリンが出なくなってしまうのです。

人間は楽になれば楽になるほど、何もできなくなってしまいます。

高齢者のいる家庭で日常よくみる風景だと思いますが、老人が何かをしようとすると、すぐに若い人が手を貸してしまうことって、ありますね。

高齢者は動作が遅いので、健康な人が「かわいそう」と思って、つい助けてしまう。代わりにやってあげてしまう。

これは、本当はよくないことなのです。

どんなことでも、できるだけ本人にやらせることが大事で、それこそ、積極的に用事をお願いして、やってもらうくらいがよいのではないでしょうか。

長寿県として有名な沖縄では、その長寿の原因として、老人が働く場、活躍の場を奪われず、生涯現役の働き手とされていることが指摘されます。

実際、市場の売り子や店頭の店員、またさとうきび畑の重労働でも老人の方が働いているのをよくみかけます。活躍の場があるということは、同時に、生きることに張りを与えるものです。

きんさんは、100歳になって時の人となられて、世間の注目を集めたときから、何事にも意欲的になり、頭の回転がよくなったのは確かです。それだけ、「人に見られる」「注目される」ということは、ほどよい緊張感として、生命に艶《つや》を与えるものなのではないでしょうか。期待されている、ということは素晴らしいことなのです。

さきほど、筋肉トレーニングには介助、付き添いの方がいるのが理想と申し上げましたが、日常生活では、なるべくなんでも自分でやってもらう方がよいでしょう。

◎疲労の蓄積に注意。「人間の体は精密機械」である

私が患者さんにおはなしするときに、よく人間を機械にたとえて説明します。

人間の体は精密機械である。

年を重ねれば、機械も古くなる。

古い機械は、無理をすれば壊れやすいから、メンテナンス（整備）をしながら使っていく。

少しでも「おかしい」と思ったら、早めに修理（治療）する。

使ったあとは、必ず休める。

古い部品は無理をすれば回復しなくなるから、無理には使わない。

このように、人間の体は全く機械と同じなんです。特に気をつけたいのが、使ったあと。普通、機械はよく使ったあとに、油をさしたりケアをしてから、しまっておきます。人間も同じです。

「今日はよく動いて疲れたから、お風呂入って1杯飲んで寝よう」はダメなんです。

体をよく使ったら、オーバーホールして全身をチェック、ケアしてから休ませることが大事なんです。

注意すべきことに、**新陳代謝による自覚症状の時間差**というのがあります。日曜日に体をよく使ったら、その筋肉疲労の自覚症状が出るのは、水曜日か木曜日で、その間に2日間くらいの時間差があります（もちろん個人差があります）。この2日間の使い方が、大事なんです。

この2日間は「メンテナンスして休ませる」べき日なのですが、疲労の自覚症状がないために、再び体を酷使して疲労を蓄積させるというケースが非常に多いんです。この点は、第二章でもおはなししますが、大事なことですので、覚えておいてください。

筋肉強化トレーニングは毎日の日課として励み、イレギュラーな肉体酷使をした場合は、しっかり休養とケアを行うことを忘れなければ、無理なく効果を実感できる日々を送れます。

筋肉トレーニングはやれば必ず、結果が出ます。

そして、この「老筋力」の筋肉トレーニングは、現在いわれているスロートレーニングそのものであって、「ゆっくりやることが基本」です。

第二章
継続を可能にするための正しい理解

特に高齢者が筋肉トレーニングを継続していくためには、それを行う意味について、正しく理解することが必要です。自らの状態についてしっかり認識しておきましょう。

腰のおはなし

接骨院を開業していて、もっとも多い患者さんの症状は、
腰痛なんです。
文字通り、腰は肉体の要ですから、腰痛はたいへんつらいもの。
ただ、毎日患者さんに接していて、おはなししてみると、
意外にもみなさん、なぜ腰が痛くなったのか？　を、
理解していないものなんです。
しかし、原因なしに腰が痛くなることはありません。
腰だけではありませんが、
正しい理解と認識が、予防と治療の第一歩です。

◎腰痛の正体とは？

先述の通り、正しく理解・認識することが、予防および治療の第一歩です。

まず、腰痛の定義ですが、われわれの言葉では「腰部ねんざ」といいます。

簡単にいうと「筋肉が裂けた状態」ということなんです。

つまり、腰痛の正体は、なんらかの負担の積み重ねや回復遅延により、「腰部の筋肉が裂けてしまった状態」といえるわけです。

実は、これを理解するだけで、誰にでも治療や予防方法の必要がわかってきます。

予防＝腰部への負担をなくす。負担がかかったら休ませる。

治療＝腰部への負担をなくす。患部を保護する。

正体を理解すれば、対処方法もシンプルにわかってくるのです。

◎腰部の筋肉とは？

腰痛の正体は、「腰部の筋肉が裂けてしまった状態」ということはご理解いただけたと思います。

では、その腰痛の患部となる「腰部の筋肉」とは何かというと、これは脊《せき》柱起立筋《ちゅうきりつきん》という筋肉なんです。

※脊柱起立筋とは？

いわゆる背筋のこと。長背筋のうちで、脊柱の背中側に位置する筋肉のことです。長く座っていると背中側に痛みを感じますね？　そこです。

腰痛の正体をもう少し詳しくいうと、脊柱起立筋の緊張から過度の力が加わり肉離れを起こした状態といえます。

つまり、この脊柱起立筋に負担をかけない、負担をかけたら休ませるというのが、腰痛にならないための鉄則なんですね。

しかし、ここが問題なんです。

実は、みなさんが**誤解しがちなのが、脊柱起立筋にとって負担が大きい姿勢、小さい姿勢とはいったい何か？　ということ**なんです。

腰痛にならないために、あなたの脊柱起立筋にやさしい姿勢を知っておいてください。

◎脊柱起立筋にやさしい姿勢、つらい姿勢とは？

腰への負担は、姿勢によって大きく違います。

まず、わかりやすく、立っているときと、座っているときを比較してみると、

立っているとき＝体重の１・５倍の負荷がかかる。

座っているとき＝体重の２・０倍の負担がかかる。

意外に感じませんか？　誤解している人が多いと思いますが、腰つまり脊柱起立筋への負担は、立っているときよりも座っているときの方が多くかかるのです。

「座る」という行為は「休む」行為と思われがちですが、それはあくまでも足のはなしで、腰の場合は逆なんですね。

座っていると足は楽なんだけど、脊柱起立筋には負担が大きい。

わかりやすい実例をあげましょう。

高速道路のパーキングエリアにいくと、運転してきた人が降車した瞬間にみんな、うーんと背伸びして腰を伸ばすでしょう。

あれは、脊柱起立筋に負担が大きくかかっていて腰がつらいから、自然に出る行動なんです。

仮に同じ時間を立ちっ放しだったら、腰を伸ばす人はいないでしょう？

あれは、「座っている姿勢は脊柱起立筋に負担がかかっている」というなによりの証明なんです。

■姿勢による脊柱起立筋への負担
（体重70キロの人の場合）

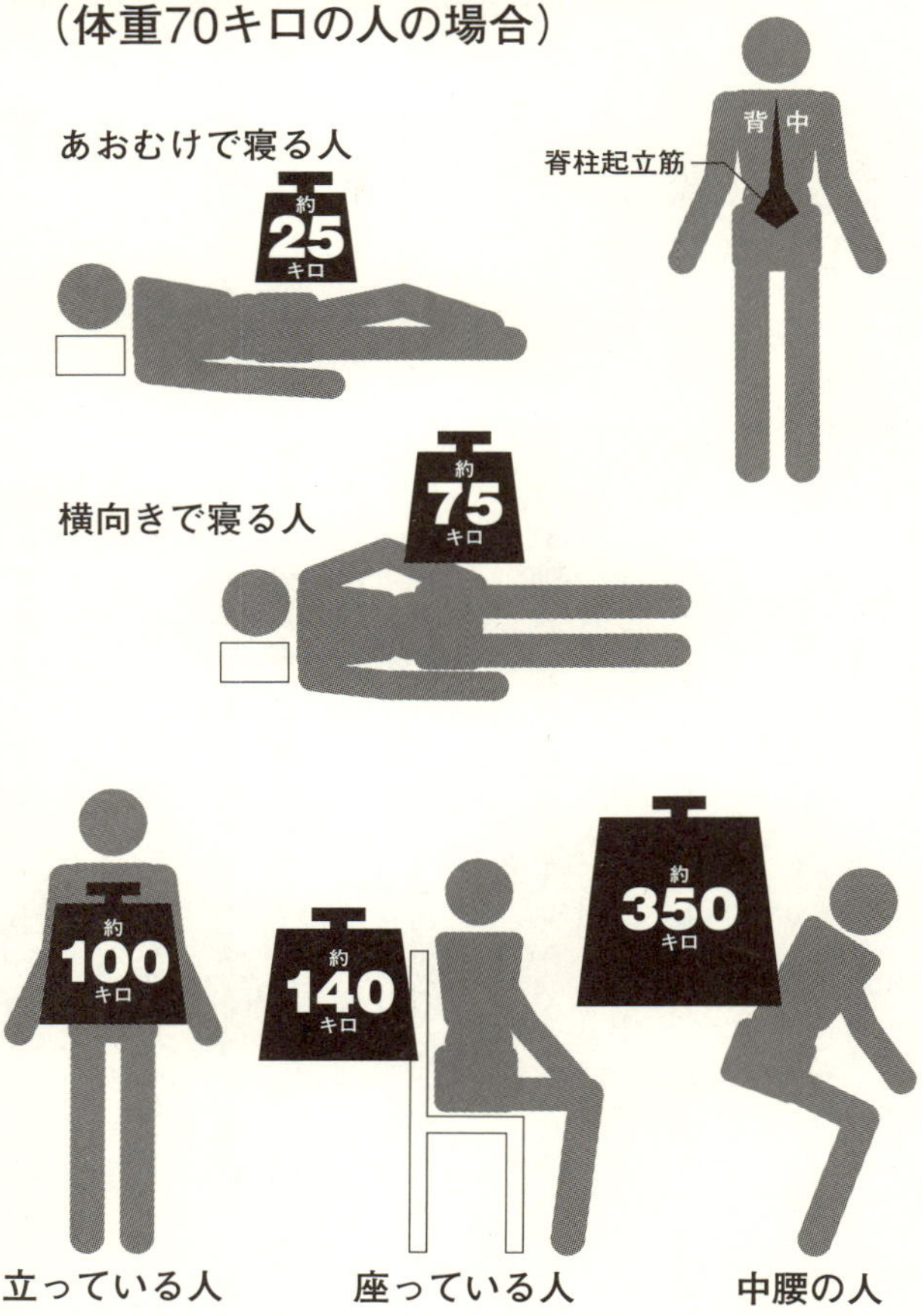

実際、腰が痛いといって来院する人は、だいたい座ると痛いといって、立ったまま診察を受ける人が多いものです。

後ほどご紹介しますが、一番楽なのは、あおむけになって頭に枕、お尻の下から足にかけてクッションを入れた姿勢です（128ページ参照）この姿勢は、あおむけだからわかりにくいのですが、犬や猫など動物と同じスタイル、動物体なんですね。

実は人間も二足歩行になり、腰に負担がかかるようになり骨盤が大きくなったのです。

逆に、もっともひどいのが、中腰です。体重の3・0〜5・0倍ぐらい負担がかかるんです。

だから、農業をされる人は田植えとか、畑からの野菜の収穫とか、中腰が多いので、大変ですね。

また、一度ぎっくり腰を患った人などは、靴を履いたりするときに中腰にはなれないですよね。中腰になると、

「あっ痛い！」

となってしまう。

腰への負担が大きい姿勢についてご説明しましたが、ではその負担とはどんな状態のことをいうのか、どんな現象なのかについておはなししましょう。

◎腰への負担って、どんな現象？

わかりやすく説明しますと、まず、あなたがマラソンをしているとします。毎日長距離走の練習をしていると、いつも負担がかかるところ、そこの筋肉がカチカチに硬くなりますね。

なぜ、筋肉が硬くなるのかというと、酸素の需要と供給のバランスが崩れるからです。つまりは、筋肉への酸素供給が足りなくなる。酸欠ですね。

酸素が欠乏するとどうなるかというと、筋肉に乳酸が溜まってきてしまうのです。乳酸が溜まってくると、筋肉は硬くなるんです。

※乳酸はなぜ発生する？

急激な運動などが原因で、筋肉の細胞内でエネルギー源として糖が分解されて乳酸が蓄積する。酸素が十分にある好気的代謝の場合、ひとつのブドウ糖で36個のＡＴＰが生産、反して酸欠状態の嫌気的代謝は４個のＡＴＰが生産され、残りは乳酸となる。ＡＴＰは、アデノシン三リン酸のことで、エネルギー保存と利用に関与するもの。

※嫌気的代謝

酸素を使わない、必要としない代謝のこと。

いつも負担がかかっているということは、乳酸が溜まってきているわけです。なぜ負担をかけると乳酸が溜まって筋肉は硬くなるのか？　それを理解するために、筋肉とはなにか、筋肉疲労とはなにか、おはなししましょう。

◎筋肉、筋肉疲労とはなにか？

筋肉は、筋原線維《きんげんせんい》と呼ばれる細い糸状のもの（太さは0・5ミクロン＝一万分の5ミリ）がたくさん集まって20ミクロンくらいになります。

これが、筋肉の伸縮の最小単位です。

そうなって初めて神経終末、痛みを感じるもの、栄養と酸素を送る毛細血管などが入ってくるわけで、それが集まって筋線維ができています。

これを電子顕微鏡で拡大してみると、リラックスしているときは、縮んでグルグルと螺旋状のようになっていますが、マラソンのあとのように疲れが溜まってくると、ゴムをたとえにしていえば緊張して引っ張られた状態になってくるんです。

本来、縮んでいて伸縮に余裕があるはずが、伸びきって緊張しきっているわけです。ということは、ちょっとした衝撃で切れやすくなっているんですね。この切れ方のひどい場合が、いわゆるぎっくり腰です。

次にぎっくり腰について、解説しましょう。

◎ぎっくり腰とはなにか？

伸びきって緊張状態にある筋肉線維が、切れると痛みを感じることは述べました。また、その症状が劇的でひどいものが、ぎっくり腰です。正式には急性腰痛症と呼ばれます。

筋肉が緊張しているときに、くしゃみをしたり、顔を洗おうとして急に体勢を変えようとすると、筋肉がギュッと突然引っ張られて切れてしまいます。

程度的には、ちょっとだけ切れると、

「あれ、変だな」

という感じ。もっと切れると、

「なんかちょっと痛いな」

という感じ。もっと切れると持続する痛みで、

「痛いなあ」

という感じ。それ以上大きく切れると、

「あたたたたっ」

となり、ぎっくり腰ということになってしまうのです。

このことを、欧米では「魔女の一撃」といいます。急激な痛みがよく表現されていますね。

ここで**大事なのは、ぎっくり腰にならないようにするのはもちろんですが、痛みの程度が軽いうちに、その痛みの本質に気がついて対処すること**です。つまり、筋肉の線維の切れ方の程度によって、痛みや症状が変わってくるわけですから、なるべく早期に気がついた方がいいわけです。

筋肉が放つSOSに気がつかず、無視をしてしまうと、いつの日か、魔女の一撃をお見舞いされてしまうかもしれないのですから。

またぎっくり腰になった人は、中腰などができなくなります。どうしても、かばうようになるので、不自然な姿勢が定着しやすいので注意です。

◎腰痛は移動する

筋肉の線維が切れると、必ず防御反応が働きます。

防御反応というのは、具体的にいうと、切れた筋肉の傷口を守ろうとする反応で、傷口が広がらないように周辺の筋肉がギュッと硬くなるわけです。これで、循環障害が起こるんです。この循環障害が続くと、嫌気的代謝が起こります。


嫌気的、つまり酸素がない代謝が起こると、乳酸がドンドン増加してくるんです。乳酸が溜まるから、筋肉が硬くなります。

その硬くなる部分ですが、日が経つと移動するんですね。

昨日はここだったのに、今日はこっち、というように。不思議なはなしのようですが、実は全然不思議ではないのです。

移動するということは、防御反応が起こっているところ、つまり患部ですが、その患者さん自身が痛いところをたたいたり、動かしたりしますね。そのとき、どうなるかというと、次のようになります。

①筋肉線維が切れて、腰痛になる。
②その患部に、防御反応が起こる。
③循環障害が起こり、酸素を使わない嫌気的代謝が起こる。
④乳酸が溜まって、患部が硬くなる。
⑤患者さんが、気になる患部をたたく。動かす。
⑥その衝撃で、また筋肉線維が切れる。
⑦新たな患部ができ、①に戻る（①から⑦の繰り返し）。

腰痛の人は、痛い部分が移動するとよくおっしゃいますが、こういうことなんです。これは、筋筋膜性腰痛《きんきんまくせいようつう》の特徴なんです。

◎腰痛には必ず原因がある

診察していると患者さんは、よくこういうことをいいます。

「朝起きたら、突然腰が痛くなったんです」

これをどう診断するかといいますと、その朝痛くなったといっていますが、その10日ぐらい前のことから聞かないとダメなんです。

それでも1週間から10日前の話を、

「そのときに何かやった？」

とか聞いてみると、だいたいほとんどの人が、

「なんにもやってない」

「なんにもやらないのに痛くなった」

といいますね。

だから、

「朝、顔を洗おうとしたら、急に痛くなった」

と、なってしまうわけです。

　もちろん、わかりやすく重いものをもってグキッとなったとか、そういう人もいますが、これは椎間板《ついかんばん》ヘルニアなどの可能性が強いです。

「何もしないのに痛くなった」という人は、たいてい、バス旅行などをして、普段の生活の中で腰の負担が大きい座る姿勢を長くとったとか、中腰の作業、例えば草取りがあったとか、**腰痛になる原因があるのに、正確な理解がない結果、認識されてないだけ**なんです。

　つまり本人は、「座っていたから……」「足が楽だから」ということで、「何もやってない」という認識になるわけです。

　走ってもいないし、ただ座っているだけ、ですからね。

腰に負担をかけた記憶が残らないわけです。

でも本当は、脊柱起立筋はすごく疲れているわけですね。

立ちっ放しの印象は残りやすいのですが、座りっ放しの印象は残らないということになる。

　これは、すべて腰痛や脊柱起立筋の性格についての正しい理解がないために起こる、認識の欠如なんです。

原因は認識されていないだけで、必ずあるんです。

◎腰痛の原因を認識しないから、酷使してしまう

患者さんには、診療のときに、過去にさかのぼって質問し、問診していくわけです。

例えば、その患者さんが1週間前にバス旅行にいってきたとします。

「その旅行のあと、どうしてた？」

と聞くと、

「旅行から帰って忙しかったから、いろいろと家の片づけものをしたり、肉体労働をしました」

「体調がいいから、テニスをやりました」

と、おっしゃいます。

これは、体重の倍程度の大きな負担がかかる「座る」という行為で、長時

間にわたり、脊柱起立筋を酷使したのに、その直後に、さらに負荷をかけ続けたことになります。

このようなことをしてしまう原因は、ふたつあるんです。

①「座る」という行為が、腰の筋肉である脊柱起立筋に大きな負担をかけるという理解がない。

②新陳代謝による、患部の自覚症状の時間差を認識していないので、疲労の蓄積に気がつかず、さらに酷使を重ねてしまう。

次には、この新陳代謝と自覚症状の時間差について、おはなしします。

◎新陳代謝と自覚症状の時間差を認識する

まず、年齢によって新陳代謝は違います。

例えば私自身が、日曜日に肉体労働なりスポーツなり旅行なり、体へ疲労を蓄積させることをやると、つらくなるのは水曜日か木曜日なんですね。

新陳代謝の具合によって、時間差が生まれるわけです。

この私の場合を、テストケースに考えてみましょう。

このとき、重要なのが酷使した日と自覚症状の出る日の間、つまり月曜日と火曜日なんです。

この月曜日と火曜日は、自覚症状がないからつらくないわけです。しんどくないから、動けてしまう。

でも、本当は日曜日に脊柱起立筋に負担をかけているわけだから、この2日間は休ませるなり、ケアをしないといけない。

いくら日曜日にがんばっても、月曜日、火曜日がつらくないからと酷使して動いてしまいますと、これは、疲労に疲労が累積されている状態、ということになるんです。

体は感じていないけど、確実に乳酸は溜まってきているわけです。

その溜まったものが腰痛となってポンと症状に出るのが、ピークになった水曜日、木曜日なのです。

この新陳代謝による自覚症状の時間差を理解していないと、本人の認識は、前のことも覚えていないということになります。

もともと関係ないことと思っているから、結果的に、

「何もやってないのに痛くなった」

となってしまうんですね。

腰痛の患者さんの8割方がこのケースです。

「どうして痛くなったか」を知るのは、とても重要なことなのです。だから、私はいつも、それを説明しております。新陳代謝と時間差の問題、その原因を患者さん自身が理解すると予防や治療に役立つわけです。

◎理解と認識が、予防・治療を確立する

腰痛の原因と新陳代謝による時間差を正しく理解していると、次のような予防策が確実にできるのです。

日曜日：バス旅行で、長時間座りっ放しになった。
　原因＝脊柱起立筋に、体重の2倍の負荷をかけたと認識。
　時間差＝このままにすると、水曜日に腰痛になると認識。
　※対処＝バス旅行中に、脊柱起立筋をリラックスさせる運動をする。
月曜日：特に自覚症状はない。
　時間差＝このままにすると、水曜日に腰痛になると認識。
　※対処＝脊柱起立筋をリラックスさせる運動療法（120ページ参照）を行い、かつ、体を休ませる。
火曜日：特に自覚症状はない。
　時間差＝このままにすると、水曜日に腰痛になると認識。
　※対処＝脊柱起立筋をリラックスさせる運動療法を行い、かつ、体を休ませる。
水曜日：腰に腰痛等の自覚症状が出る日だが、月曜日と火曜日を意識的に休養したので、症状が出ない、もしくは出ても軽い症状だった。

つまり、**何か脊柱起立筋（背筋）に負担をかけることをしたあとは、「しんどくないけど、休む」ということが大事になってくる**わけです。そのためには、正しい理解と認識が不可欠なのです。

◎人間は精密機械である

いつも私は患者さんに、

「人間は機械、それも精密な機械だよ！」と説明します。

というのは、人間を機械にたとえると、とてもわかりやすいのです。これは腰痛だけにいえるわけではなく、その他すべてのことに関して、いえることです。つまり、鉄則は次のことです。

無理をしたら、次の日にはメンテナンスをする。

メンテナンスをしないで、使い続ける行為は、確実にその機械を壊してし

まうことになります。先ほどの例になぞえると、

日曜日：機械を酷使した。
月曜日：メンテナンスをする。
火曜日：メンテナンスをする。
水曜日：次の日も機械は使用可能な状態を維持。

古い機械になればなるほど、メンテナンスが必要不可欠になるのは当然ですよね。せっかくの精密機械ですから、大事に使いましょう。

腰だけではなくて、どの部分でも、「人間＝機械」と思えば、「使ったらメンテナンスすればいい」ということがわかるはず。

まだ腰痛になっていなくても、このあたりの理解ができていれば、

「今日は座りっ放しだから、合間にストレッチしよう」

「次の日になるべく休ませてやろう」

と思えるようになって実行できます。これで、腰痛になる前に腰痛を予防回避できるわけです。だから、まず知る、理解することが大事なんです。

◎腰痛治療について

実際、腰痛になってしまった人には、次のような治療をします。

腰痛治療
①状態の説明。原因をみつけて、理解させる。
②マイクロウェーブ（＝マイクロ波）治療をする。
③腰を温める。
④低周波治療器を患部にあてる。
⑤腹筋運動療法を行う（120ページ参照）。
⑥腹筋運動療法で筋肉がゆるんだら、コルセットを着用する（136ページ参照）。

腹筋運動療法をやったあとは筋肉がゆるむので、骨盤の下にコルセットを巻きます。これは、後で実践編にて解説しますが、具体的にいえば、仙腸《せんちょう》関節《かんせつ》を固定するんです。

私が勧めるコルセットは、10センチ幅程度で細くて小さいんです。普通病院でくれるのは、圧迫感があって大きくて苦しくて、大変なんですが、あまり大きなものはいらないと思います。

「こんな細いのじゃダメじゃないの」

とみなさんがおっしゃいますが、実際つけてみると、

「あれれ、これは楽だわ。こちらの方がずっといい」

となるんですね。

脊柱起立筋がついているのは、最長筋《さいちょうきん》という腰から首までの長い筋肉ですが、その付着部が腰の下くらいにあり、仙腸関節がゆるむので余計に痛くなってしまいますが、それをこのコルセットでしっかり固定すると、負担がかからなくなります。

◎運動療法の誤解について

テレビの健康特集とか、雑誌や本などで、運動療法を取り上げているのをよくみますが、臨床からみると、あまり適していないものもあります。

あとでご紹介する腹筋運動療法（１２０ページ参照）ですが、これも完全に寝たまま、膝を抱えているのを見かけます。あれは、頭を上げて抱えないと効果が小さいんです。寝たままやっても、お腹に力が入ってないですよね。腕の力で足を抱えたって、腹筋は使わないのですから。

お腹に力が入らないとダメです。

大腿四頭筋を鍛える筋力トレーニング（１０８ページ参照）も、おもりをのせて、足首をイスと同じ高さまで上げさせてやっているのを見ますが、あれでは、縫工筋《ほうこうきん》とか、屈筋群《くっきんぐん》が必ず痛くなります。

※縫工筋
大腿骨の筋肉。股関節や膝関節の屈伸などを行う。


あれでは、10人が10人痛くなってしまいます。

また、おもりも荷重もかけずにやっているのも見ますが、**筋肉はどうやっても、負荷、荷重をかけないとつきません。時間の無駄です。本には、確かにそのように書いているものがありますが、臨床的にはダメ**です。もちろん病態にもよりますが。

いろいろな間違いを、みんなにやらせてしまうから、みんな肩や腰が痛くなってしまうんです。

私の接骨院にも、テレビの通りやっていたら痛くなったといって、来る人が結構います。私の勧める大腿四頭筋強化トレーニングも、床から5センチ程度、ちょっとあげればいいんですよ、といいます。

それでも、大腿四頭筋をさわると、負荷がかかっているから、ちゃんと硬

くなっています。だから、そのときに、

「硬くなっているところを、今鍛えているんですよ」

と、お年寄りにもおはなしするんです。なんでも体が教えてくれているんですよね。

とにかく、やり方を間違っては、ダメということです。

膝のおはなし

膝を痛める原因は、いろいろあります。
年齢や性別で、だいたいその原因は区別されてしまうものです。
そして、膝痛の患者さんというと、
実はほとんど女性の方が多いです。
それには、男女の体の違いが大きく関係しているのです。
その詳細を解説します。

◎膝痛の区別とは？

まず、年齢が若い人は、わかりやすいんです。急激な運動、例えばジャンプして壊したとか、ですね。

いわゆる、ジャンパー膝《しつ》と呼ばれるものです。患部としては半月板、膝蓋《しつがい》靱帯《じんたい》、関節包や側副靱帯が多いです。

※ジャンパー膝
　膝蓋骨と下腿骨の前上部との間にある膝蓋腱への損傷で、ジャンプや投擲《とうてき》競技、バスケットボールやバドミントンなどのスポーツをしている人にみられ、ときに膝蓋骨への付着部における部分断裂となる。

それから主に15歳未満（10歳から16歳ごろまで）の年齢層は、ほとんどオスグッド・シュラッター病（通称オスグッド）です。

※オスグッド・シュラッター病
　膝蓋骨の脛骨《けいこつ》付着部にけん引炎症が生じて、骨の破壊となって傷害となるもの。


このように、年齢によって原因は違います。もう少し詳しくおはなししましょう。

みなさんがお皿と呼ぶのが、膝蓋骨です。

主に15歳未満は、骨が大人の骨になっておらず、柔らかいので、うさぎ飛びとかジャンプなどをして、曲げて引っ張られると、付着部分が剝《は》がれてきてしまうわけです。

その部分が出てきて、象鼻現象《ぞうびげんしょう》といわれたりします。

それが通称オスグッドと呼ばれるオスグッド・シュラッター病です。

漫画の「巨人の星」などにも出てくるうさぎ飛びをやらせなくなったのは、

このオスグッドの認知が高まったからです。

その年齢を超えると、多くなるのがジャンパー膝です。骨が大人の骨になってくると骨化するので、急にジャンプしたりすると膝蓋靱帯の付着部が引っ張られて、裂けてしまう。

これがジャンパー膝です。スポーツをやっている人に多いものです。瞬間的に縮めて、引っ張られるときに起こります。

◎膝痛は女性に多い

ほとんどが女性のケースですが、膝の軟骨、滑液包《かつえきほう》、滑膜《かつまく》など体重を支えている部分がすり減ってきて、神経がむき出しになり、痛みが出るという症状があります。

若い年齢のときには大腿四頭筋が太いのですが、中年から更年期にかけて、大腿四頭筋が細くなって、お腹は太くなってくる。

原因は、体重増加です。

若いとき＝大腿四頭筋が太い。体重軽い（お腹が凹んでいる）。

中高年＝大腿四頭筋が細い。体重重い（お腹が出てくる）。

支えるものは弱くなり、支えられるものが重くなるので、その負担が大きくなり、膝を痛めることになるんです。

膝痛がおおむね女性の方に多いのは、男性と女性の体の違いによります。

男性は基本的に筋肉質で、女性は脂肪が多い体質です。

男性は筋肉があるので、体重が増えても支えられるわけです。

その証拠には、脂肪組織には血管が通っていないので、脂肪の多い女性のおしりとかは、冷たいですね。

逆に、寒いところでも女性は結構耐えられます。脂肪に守られて、男性に比べて体内が冷えにくいんです。

また、この体質の違いは、皮膚をつまんでもわかります。

脂肪と皮膚というのは、くっついているんです。

男性は皮膚の下に筋肉があるから、皮膚が離れやすく、つまみやすいんですね。女性は皮膚だけつまもうとしても、つまみにくいんです。

男女の違いでいえば、呼吸も違います。

男性は腹式呼吸で、女性は胸式呼吸なんです。

男はお腹を押さえられると、非常に苦しい。バンドのきついのもつらいです。でも、女の人は、バンドをきつくしめても、結構大丈夫なんですね。

この呼吸の違い、どうしてかというと、ちゃんと理由があります。

女性が妊娠したときや出産するときに、もしも腹式呼吸だったら、子宮が大きくなるため、母子ともにつらいことになります。

人体って、本当によくできているんですよね。

出産でいえば、骨盤の形も違います。女の人は開いています。男と女はつくりが違うから、膝の問題など、男女で違っても当然のことなんですね。

◎膝痛のときにたまる「水」の正体とは？

大腿四頭筋の弱化と体重の増加による膝痛ですが、先述の通り、軟骨がすり減ることで、摩擦が大きくなり、ここがいつも刺激されると、傷がついて、水が溜まりやすいんです。

白血球とかリンパ球、マクロファージなど、外から侵入する菌を食い殺す液が集まってくるわけです。これがいわゆる「水」です。

※白血球

血液に含まれる細胞成分。リンパ球もこれに含まれる。外部から侵入した異物の排除を役割とする細胞。

※マクロファージ

白血球のひとつ。免疫システムを担う細胞。侵入した細菌、ウィルスなどを捕食して、消化する（貪食作用《どんしょくさよう》）。

これは、傷ついたことを知らせるサインでもあるんです。傷がつくと、白血球が増えます。

例えば盲腸で炎症が起きると、それを守るために白血球が増えます。白血球を調べると通常8000くらいのところが、何十万という数に増えるわけです。

この白血球の増殖をみて、お医者さんは、「あっ、体に炎症が起きているな。盲腸だな」というのがわかるわけです。炎症＝白血球が増える、ということです。

だから傷が増えると、そこを守るために、白血球、リンパ球、マクロファージが、バイ菌駆除のために患部に集まるわけです。これを組織液といいますが、これが「水」の正体です。

◎大腿四頭筋を鍛えるトレーニングが必要

組織液は大切なものですが、これも多過ぎると邪魔になります。

警察にたとえてみると、事件が起きて、現場に警察が集まり過ぎると行動がとりにくくなります。

よく「水を抜く」といいますが、集まり過ぎると膝に痛みが出て、歩きにくくなるので、抜くわけです。

通常、膝には20～50CCの滑液が関節包内にあります。

ここに水が溜まるわけです。

水というと、すぐ膝ばかりをみますが、本当は膝蓋骨の大腿部側の上をみないといけません。水が溜まってくると、膝の上が光ってきます。

関節包に水が溜まり過ぎて、皮膚が引っ張られて、皺《しわ》がなくなる。だから、皮膚表面がツヤツヤしてくるんですね。

その水が多くなると裏側にも溜まってしまいます。これでは、膝が曲げにくいですよね。

このような膝痛ですが、予防と治療のためには、大腿四頭筋を鍛える必要があります（予防で行う方はほとんどいらっしゃいませんが）。

これが、108ページでご紹介しているトレーニングです。座った状態で、足の甲におもりをのせて、足を床から少し上げて、静止するというだけの簡単なトレーニングです。これで、大腿四頭筋を鍛えることができます。

中年以降の女性に多い膝痛ですが、これで治療と予防になります。もちろん、体重も少し抑えられると理想的ですね。

また、高齢になってきますと、ますます大腿四頭筋が弱くなりますので、やはり大腿四頭筋は年齢に関係なく、鍛えた方がいいでしょう。

◎O脚矯正と予防をするトレーニング

年齢を重ねると、O脚になる人がいます。O脚というのは、なってしまうとなかなか治すのは難しいものです。

さきほどの大腿四頭筋を鍛えるトレーニングを少しアレンジするだけで、O脚矯正と予防をすることができます。

ここには、大腿直筋《だいたいちょくきん》、外側広筋《がいそくこうきん》、内側広筋《ないそくこうきん》、中間広筋《ちゅうかんこうきん》と4つの筋肉があ

ります が、膝の角度を少し変えるだけで、大腿の内側にある内側広筋を鍛えることができます。

膝を少し開いて、足の甲におもりの砂袋をのせ、あとは同じように床から少し足を上げて、静止するだけです（110ページ参照）。大腿四頭筋も内側広筋も、お金も手間もかけずに鍛えることができるわけです。

繰り返しになりますが、**O脚はなると治りづらいので、中年を過ぎたあたりから、ある程度内側広筋を鍛えて、予防した方がいい**でしょう。

それから、足にむくみが出る人は、同じスタイルで、足首におもりを置いた状態で、足首を背屈底屈するトレーニングを行うとよいでしょう。

最後に大事なことになりますが、この足首を上げ下げするトレーニングをすると、脛骨筋および下腿三頭筋が動き、これが筋肉ポンプを使うため、ミルキング効果となって、血液が心臓に戻り血流がよくなります。これは脳の働きにも関係するといわれている大事な作用です。

自力歩行することの重要性も、このミルキング効果に大きく関係しているので、「足は第二の心臓」といわれるわけです。

※ミルキング効果
　足の筋肉を動かすことで、その筋肉が血管の周りで乳しぼり（＝ミルキング・アクション）のように伸縮して、血液が心臓に送り出されて、血液の循環がよくなる。

肩のおはなし

肩関節というのは、ちょっと変わった構造をしています。
動かしてみればわかりますが、肩を中心にして、
腕はほぼ360度動かすことができます。
同じような機能のはずの股関節は、一定の角度にしか、
足を動かすことができません。
この違いは、肩が球関節の構造となっていて、
回転、旋回、けん引、屈曲、伸展など、
あらゆる動きに対応できる機能をもつためです。
この便利な機能をいつまでも大切にしましょう。

◎四十肩とは？　五十肩とは？

四十肩とか五十肩、ときには六十肩などといわれますが、全部同じものなんです。

昔は、寿命が短くて、40歳くらいの人が死ぬのも珍しくなかったんですね。それが、今では寿命が延びて、年齢的な問題が出るのも50～60歳へと変化してきて、五十肩、六十肩という言葉ができたわけです。

これらは肩関節の腱板炎《けんばんえん》等が多いんです。

一番多いのが、肩の棘上筋《きょくじょうきん》というのがあって、肩峰端《けんぽうたん》という肩甲骨《けんこうこつ》の先端にあたって傷ができるケースです。これは、後で詳細します。

四十肩になると、手のひらを上に向けた状態で前方から腕は上がるのに、手のひらを裏返して横から腕を上げようとすると痛くて上がらないんです。

これが特徴ですね。

手のひらを下に向けた状態で、体の側面から腕を上げようとしても上がら

りします。

ないということです。

だから、上にあるものを取ろうと思っても、変な取り方しかできなかったりします。

◎四十肩はなぜ起きる？

棘上筋というのは、腕を上げるための筋肉で、肩峰端という骨にあたっても傷つかないように、そこには滑液包があってクッションの役割を果たしています。

腕を上げるときには、この棘上筋が太くなって縮むことで上げることができるわけですが、滑液包があるからスムースに動かせるわけです。

その滑液包は年齢とともに、石灰化してきてしまうんです。

石灰化してしまうことで、クッションの役割ができなくなって、傷がついてしまうんですね。

これが、四十肩、五十肩です。

しかも、痛みがあって動かさないようにしていると、肩関節自体が固まってしまうので、やっかいです。

肩だけではないのですが、関節というものは、動かさないと固まってしまうものなのです。

また、機械にたとえると、わかりやすいのですが、一度使った機械をそのまま何もせずに放っておくと、錆《さび》ついて動かなくなるでしょう。

それと全く、同じです。

では、どうするかというと、**肩というものは、荷重をかけてでも動かさないとダメ**なんです。

肩の関節は、関節窩《かんせつか》という受けるところが小さいので、３６０度回るようにできています。比べて股関節だと、あるところまで動くと止まるようにできています。

それだけ自由がきくようにできているから、その反面、肩関節はとても脱臼しやすいんですね。

周囲の筋肉や靱帯、関節包で支えられているだけだから急激な外力に弱いことも、外れやすさの一因です。

◎四十肩の治療とは？

まず棘上筋の滑液包は、石灰化すると、元には戻らないものなんです。なぜ石灰化するのかというと、詳しいことはわからないのですが、年齢を重ねると石灰化してきます。若い人はならないんです。

なんでも同じですが、使い過ぎも全く使われないのも、放っておくと硬くなって切れやすくなるでしょう。ゴムみたいなものですね。

結局、うまく使っている人はならないし、使い過ぎの人や全く使わない人が四十肩になってしまう傾向にあります。

やはり、人間も機械と同じですね。

いつもゆっくり使ってメンテナンスをするしかない。1回使って放っておくとか、いつも使い過ぎるなどがダメなんですね。

さて治療ですが、石灰化してしまった滑液包は、肩関節を動かす運動をしながら、体内に吸収させてしまうことが四十肩の治療になります。

以前は、コッドマン体操といって、アイロンをもって運動しましたが、これはちょっと面倒ですね。

※コッドマン体操
考案者のコッドマン医師の名前からとった体操。アイロンとイスを使って行う四十肩、五十肩の治療運動。最近のアイロンは軽くなったので、そのままやっても当時とは効果が違う。

そこで、私がすすめるのは家のベッドに寝て、水の入ったペットボトルをもって、肩関節の可動域を広げるために、おもりの力だけで行う運動です（112ページ参照）。

最初回らなかった関節が、360度動くようになると、痛みも消えるものなのです。

肩の場合は、本来動くはずのところが動かない痛みです。

この運動を続けていくと、石灰化した部分が徐々にとれて、体に吸収されてなくなってきます。

どうして吸収されてなくなるのかというと、前にも出てきた白血球とか、マクロファージと呼ばれる細胞が貪食作用により、体内に取り込んでしまうからです。外傷で、怪我をして患部が真っ黒になっても、いずれ治るのは、それをこの細胞たちが吸収してしまうんですね。

人体は余計なものは、吸収されてなくなっていくようにできているんです。本当に人間はよくできています。

はなしを戻すと、**とにかく肩関節だけは動かすようにしないといけません。その他の関節は、痛みがあるなら、負担をかけず安静にした方がいいケースが多いですが肩は例外です。**

あと治療としては、プーリー運動ですね（114ページ参照）。

天井に滑車をつけてロープをかけて、片方の手でロープの一方を下に引いて、患部の方の腕を上に引っ張り上げる運動です。

これも後述していますが、効果があります。

来院する患者さんの中では、肩が完全に固まってしまっている方もいます。

「腕を上げてみて」

というと、自分の体を曲げるだけで、全く腕が上がらない。

それでも負荷をかけて運動療法をやると、ちゃんと治って帰っていきます。

肘のおはなし

肘とは、腕の移行部を指しますが、
これは脚における膝に相当する部分です。
生活の上で動作が多く、反復外力と呼ばれる、
ひとつの同じ動きを繰り返す場合が多い部分のため、
テニス肘、野球肘になる患者さんが多いです。
原則は「痛いことはしない」です。

◎テニス肘とは？　野球肘とは？

患者さんで多いのが、テニス肘と野球肘と呼ばれるものです。

正式には、テニス肘を外上顆炎《がいじょうかえん》、野球肘を内上顆炎《ないじょうかえん》といいますが、患部の場所の違いで区別しているだけで、基本的には同じものです。

テニス肘は、特にバックハンドで打つ際に腕と肩全体の動きで打てずに、手関節の動きだけで打とうとするときに、肘の外側の部分を痛めやすいので、そこからテニス肘と呼ばれています。もちろん、バドミントンや卓球、ゴルフなど他のスポーツでもなりますし、全く別の動作などでもなるものです。

野球肘は、同じように、ピッチャーの肘の動きによってなりがちなので、こう呼ばれており、同じく、別のことでもなります。

共通している特徴は、1回ではならないということです。

つまり反復外力といって、同じ動きを何回も繰り返しやることで、患部を痛めるものなんです。

布にたとえていうと、1回こすっただけでは、なんともない。

しかし、同じところを毎日こすり続けていると、やがて皺ができて、そのうちそこから破れてきます。

筋肉線維も同じです。ちょっとずつ傷がついてきて、積み重ねで切れてしまうわけです。

反復外力をしたとしても、ちゃんとメンテナンスしておけば大丈夫ですが、疲労を残したまま、次にまた使ってしまうと筋肉が硬くなってきます。

そのため付着部が引っ張られた状態で、また使うとさらに引っ張られるから切れるということです。

野球肘の場合は、特に変化球を投げるときに痛めやすい。カーブ、スライダーなどがそうですが、少年野球などでは、あまり投げさせないと思います。特に連続では、投げさせないでしょう。

そのようなわけで、テニス肘も野球肘も同じことなのですが、もっといってしまえば、人間の体で起きることは、だいたい同じともいえます。

分類し過ぎて難しくなっていますが、基本的には一緒です。

だから、私は機械にたとえておはなしするのです。

使ったらメンテナンスして休ませないと、ダメになります。

使い過ぎも、使わないのもダメになります。

これは、患部の場所が違っても同じことなんです。

◎テニス肘と野球肘の治療

テニス肘（外上顆炎）、野球肘（内上顆炎）も同じですが、背屈筋《はいくつきん》の付着部が剥がれてしまうので、痛みが出ます。

最近はパソコンのキーボードを打つ動作で、患うケースもよくみかけるようになりました。

基本的に筋肉は肘を曲げる力は強いけど、肘を伸ばす力は弱いので、反復する動作を続けると、弱い方が先に傷みやすい。

テニス肘で傷がつくと、防御反応が働いて筋肉が硬くなります。そうなると、患部を押すととても痛むんです。

するると、患者さんは痛いところを揉んだりしがちなんですが、これは間違いです。テニス肘も野球肘もこれは一緒で、患部よりも少し手首側のところを揉むとよく、サポーターをする場合もこの場所にしないと効果がありません（テニス肘は138ページ、野球肘は140ページ参照）。

それはなぜかというと、患部では筋肉が切れていて傷になっているので、切れているところを揉んだら悪くなるに決まっています。これは、外傷と同じです。皮膚が切れている傷を揉む人はいないでしょう。

見えていないだけで理屈は一緒です。

縮んでいる筋肉をほぐしてやれば、筋肉がゆるむので、引っ張られている患部の負担が軽くなります。だから、痛みがやわらいでよくなるわけです。

また大事なことですが、テニス肘のときは、日常生活の中で手のひらを上にする姿勢をとるように心がけてください。

逆は外上顆に負担がかかり痛いのです。完治まで、手のひらを上にする姿勢を常時とり、サポーターを使って、生活するのが再受傷させないコツです。

◎基本は「痛いことはしない」こと

肘でいえば、昔はハネムーンエルボーというのがありました。

新婚さんが新婚旅行から帰ると、旦那さんの方が肘を痛め、手首が下垂《かすい》状態になって帰ってきたんですね。

正式には橈骨神経麻痺《とうこつしんけいまひ》といいます。

昔は恋愛結婚が少なくて、お見合いが多かったので旅行中にあまりいいたいことがいえず、寝ているときに旦那さんが奥さんに腕枕をしていて、つらくなってもつらいといえず、我慢をして肘を痛めてきたんですね。

気持ちはわかりますが、痛いことをしてはいけないという例です。

それから和式のトイレで、腓骨神経麻痺《ひこつしんけいまひ》になる人がいました。

トイレの長い人がしゃがんでいてなるのですが、長いと30分くらい入っている人もいますね。

終わってトイレから出ようとすると、スリッパが飛んでしまう。

「おかしいな……」と思っていると、足首が下を向いていて、スリッパが足につかない。

いわゆる足指の「招き」ができなくなって、スリッパがかからなくなってしまうんですね。

お葬式などで、長く正座をしていても同じようになるケースがあります。

なんでも、我慢はよくないんです。

とにかく、「痛いことはしない」というのが基本です。

外傷と同じですが、傷が治りかけて薄皮が張ってきたときに、動いてしまって、痛くなることがありますね。

それで患部をみると、また傷が裂けている。再受傷です。

これは、筋肉でもなんでも一緒なんです。

痛いということは、「使ってはいけない」という赤信号なんです。

赤信号を無視したら、大事故になります。無理をしたらひどくなるんです。

怪我も病気もこの点は、多く共通するはずです。人間を構成する60兆の細胞は、場所によって形が違うだけで、性格はそう違わないものなんです。

だから、私は患者さんに、どんなときも、「原点に戻ってください」といいます。

考え方を原点に戻すと、シンプルに答えが出てくるんです。

痛いことはしない、痛いところは使わないことが大事。

私たち接骨院の治療範囲は、ねんざ、打撲、脱臼、骨折、挫傷（肉離れなど）ですが、おおむね多いケースに関して、みなさんの認識、理解を深めてもらうために、まとめてみました。実践編と合わせて、お役に立てたら幸いです。

第三章

「老筋力」実践トレーニング編

ここでは、きんさんの実践してきたハムストリングス強化運動や大腿四頭筋を鍛える筋力強化をはじめ、みなさんが自宅でも実践可能なトレーニングについて写真入りで解説します。

きんさんの筋肉トレーニング実話

来院されたとき、きんさんは全く歩けず、ご家族に抱えられていました。「妹のぎんさんが自力で歩くので、自分も歩きたい」という思いは強く、その日から筋肉トレーニングが始まりました。

ふくらはぎの腓腹筋と大腿二頭筋を鍛えるハムストリングス強化運動①（102ページ参照）と、1キロ程度のおもりを使用した、大腿四頭筋を鍛える筋肉強化トレーニング（108ページ参照）からのスタートです。トレーニングを始めたころの足はガリガリの状態でしたが、しばらく続けていると、見た目にもわかるように、筋肉に張りが出てきました。

始めてから、3カ月目のころのことでした。

そのころからハムストリングス強化運動は、重さ800グラムのおもりをつけて、1日に30回程度からスタートしましたが、最終的には重さ1・5キロのおもりをつけて、平均600回くらいをこなすようになったのです。

こうして、きんさんは自力歩行を実現したのでした。

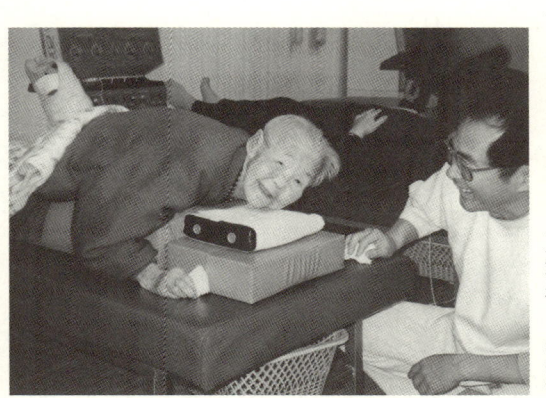

ハムストリングス強化運動に励むきんさん。「いーち、にー、さーん……」と元気な大きな声で数えながら、トレーニング。血液循環の良化による脳の活性化が顕著にみられ、数える数字も間違わず、会話の受け答えも早くなった。認知症が改善されたことは学会でも話題となった

脚

きんさんの筋肉トレーニング
ハムストリングス強化運動①

きんさんが実践した筋力強化トレーニングです。

▼目的

低下している筋力を強化し、筋肉の張りを作ります。

▼効果

ハムストリングス強化運動②へ移行するまでの筋力をアップします。

▼方法

126ページの寝方で腹ばいとなり、補助の人に手で負荷をかけてもらいます。左右交互に45度の高さまで上げ、そこからは負荷をかけず、補助の人がお尻につくまで曲げて、筋肉をゆるめてあげます。回数は体力をみて徐々に増やしましょう。

▼ポイント

2週間程度でハムストリングス強化運動②に移行できます。

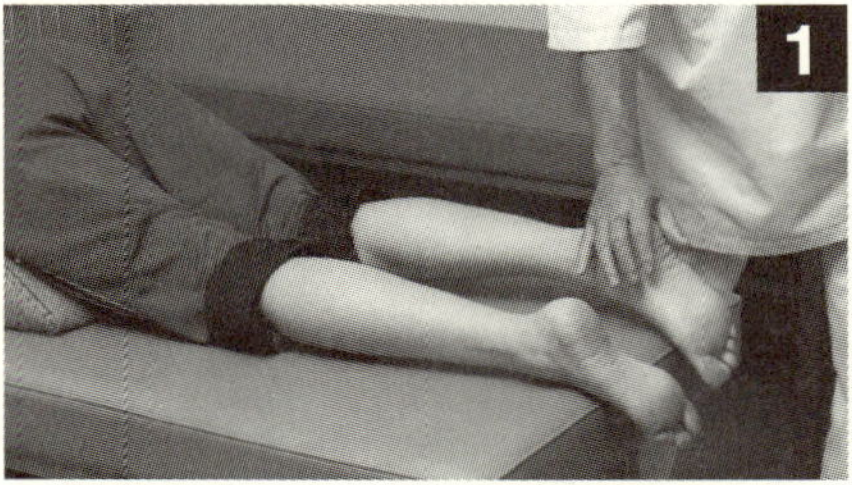

補助の人に足首に手で負荷をかけてもらう。左右交互に、45度の高さまで上げる

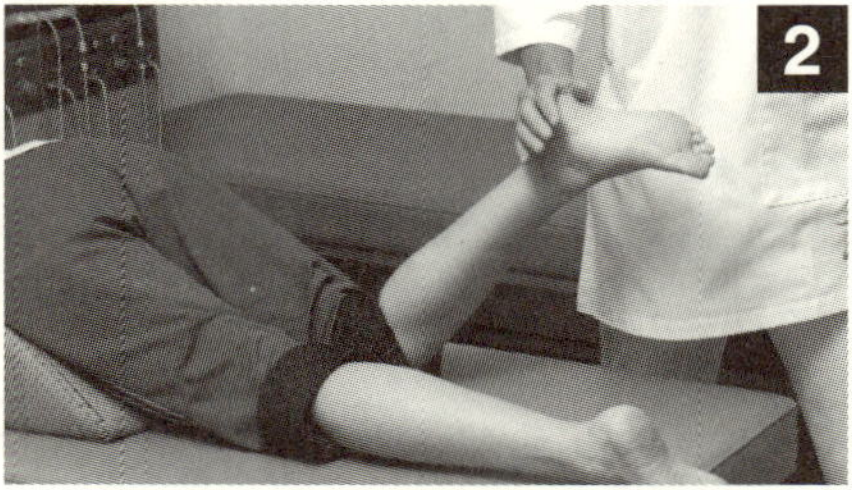

上げた状態。ここで、足の力を抜かせて、補助の人がお尻につくくらいまで、曲げる

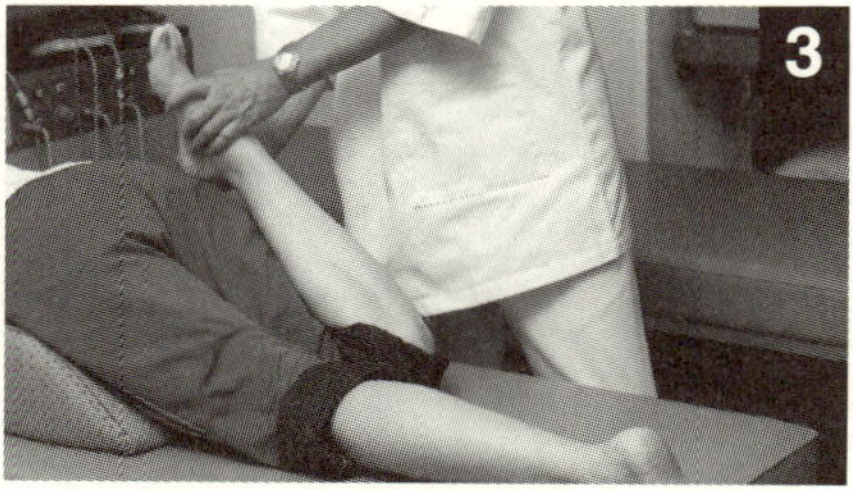

足の力を抜いて、補助する人がここまで曲げて、筋肉をゆるめる

脚

きんさんの筋肉トレーニング
ハムストリングス強化運動②

きんさんが実践した筋力強化トレーニングです。

▼目的
大腿二頭筋を鍛えて、筋力をアップします。

▼効果
筋力をアップして、自力歩行を維持、再現します。

▼方法
126ページの寝方で腹ばいとなり、足首におもりを固定して、45度の高さまで左右交互に上げ下げを繰り返します。重さ、回数は体力をみて徐々に無理なく増やしましょう。

▼ポイント
きんさんは1・5キロのおもりで、1日平均600回行っていました。

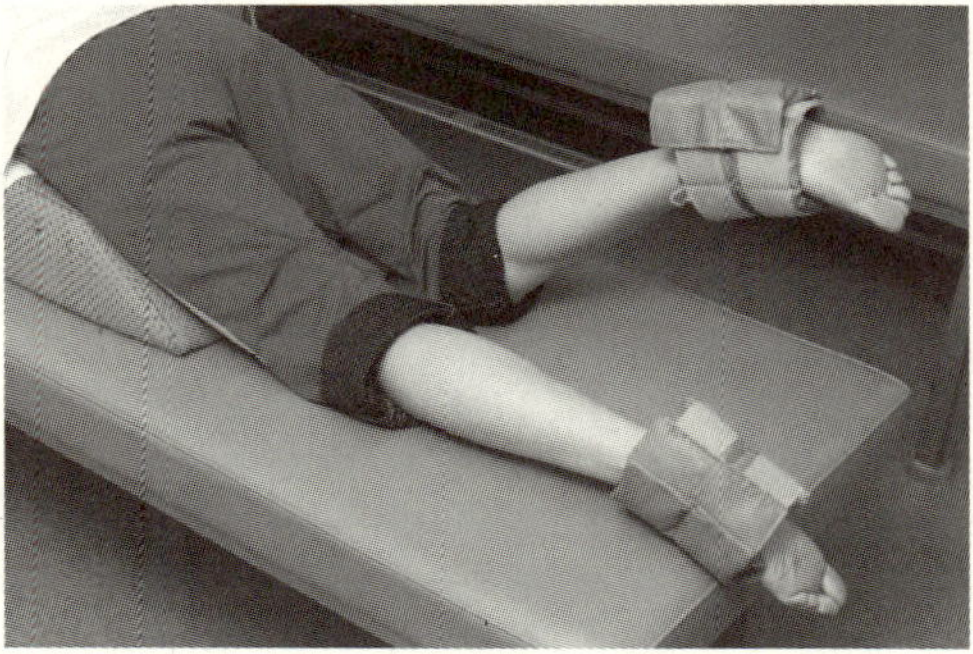

左右交互に、45度の高さまで上げ下げする

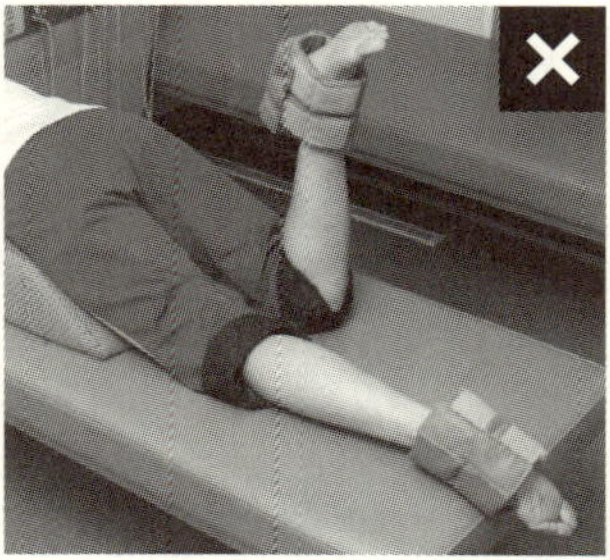

このように90度まで上げると負荷が楽になり、効果が薄れるので注意する

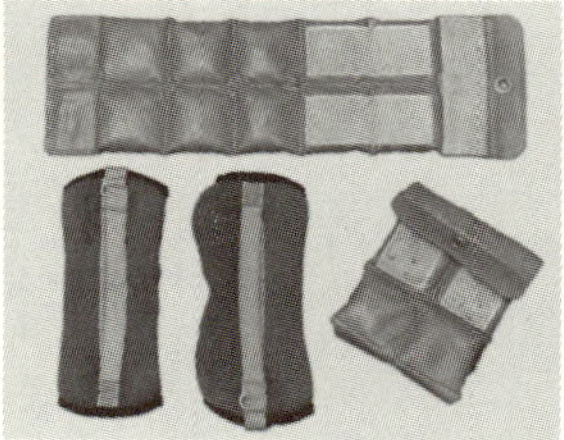

ハムストリングス強化運動②に使うおもり。３キロと1.5キロのもの。運動用品店などで、パワーリストとして販売している

脚 腓腹筋の弾力性を高めるストレッチングボード

腓腹筋の弾力性を高めることで、質のいい筋肉となります。

▼目的

筋肉の質は一様ではありません。弾力性のあるいい筋肉にしましょう。

▼効果

腓腹筋を引っ張ることで、筋肉の弾力性を高める効果があります。

▼方法

1日朝晩の2回、1回3～5分が目安です。ストレッチングボードがなくても、枕や座布団などで角度をつければ、同じ効果があります。

▼ポイント

腓腹筋の張りを感じながら行いましょう。

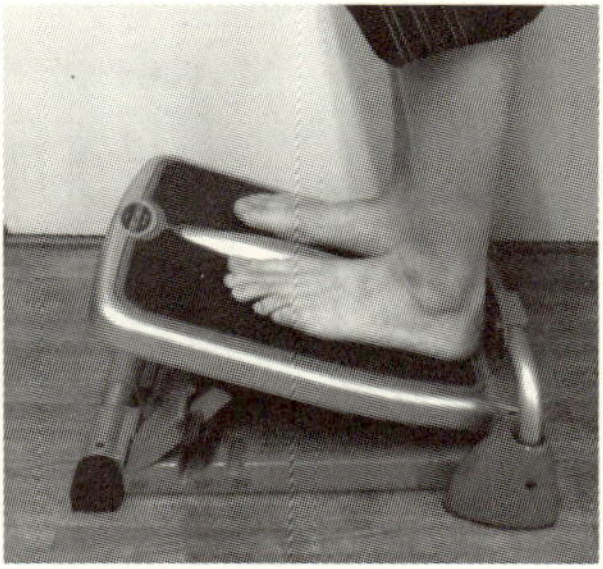

横からみた状態。重心がかかとにかかり、腓腹筋が引っ張られている。張りを感じながら行う

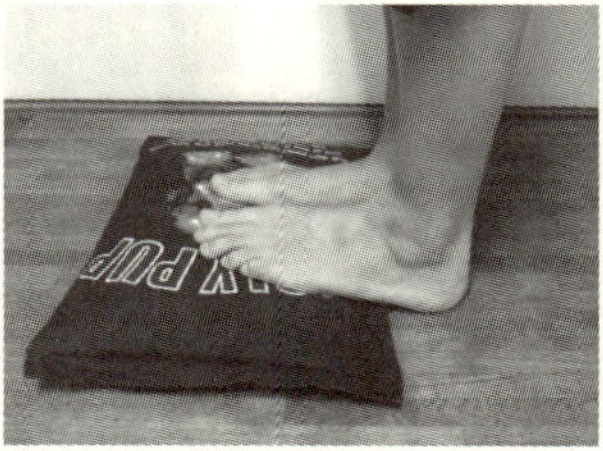

専用のものがなくても、枕や座布団などで角度をつければ十分効果がある

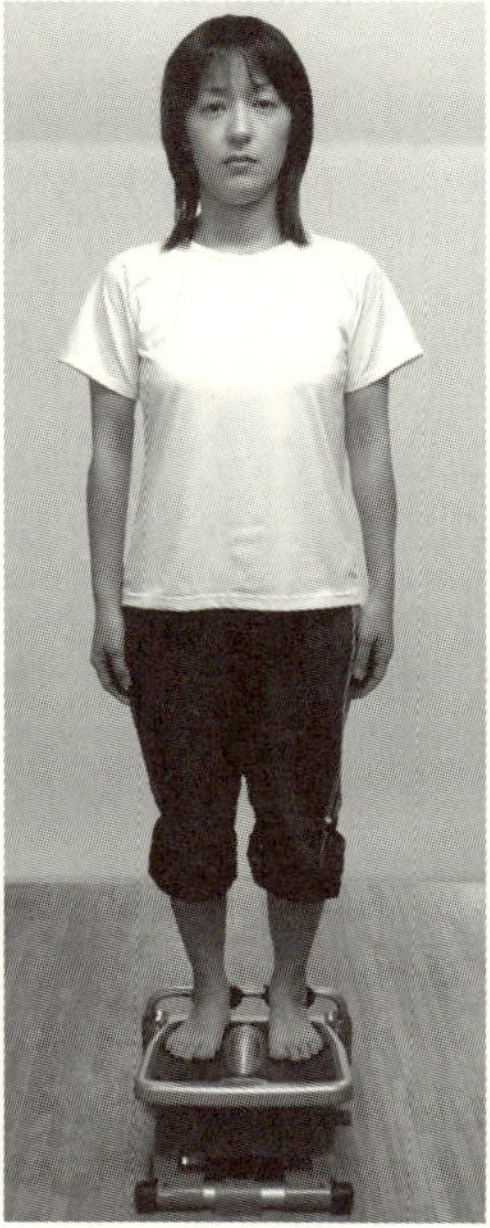

姿勢よく、まっすぐ立って静止する。１回３〜５分程度を朝晩１日２回

脚 大腿四頭筋を鍛えて自力歩行を可能にする筋力を鍛えるトレーニング

砂袋のおもりだけでできる筋肉トレーニングです。自力歩行を維持、再現するために効果的です。

▼目的

大腿四頭筋を鍛えて、脚力を養います。

▼効果

脚力をアップさせます。

▼方法

背もたれのあるイスに深く座り、足の甲の上に、砂袋のおもりをのせ、床から5センチ程度足を上げて静止します。1日「1分×左右交互×10セット」が目安です。

▼ポイント

背中は必ず背もたれにつける。つま先は上げないよう注意します。

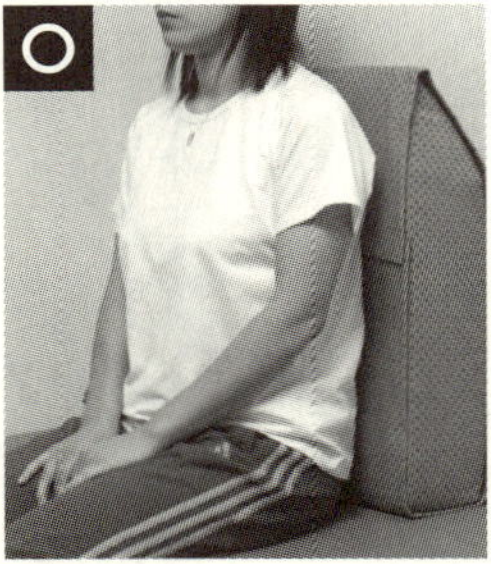

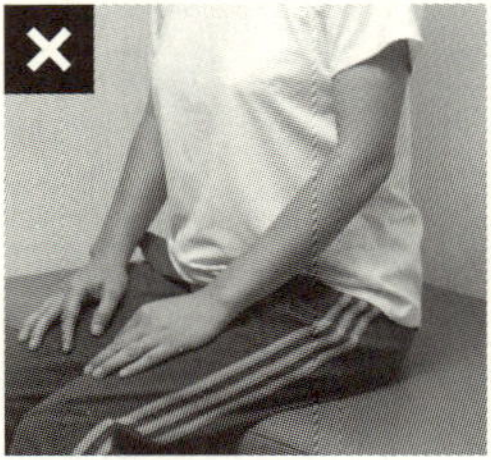

必ず、背もたれに背中をつける。イスには深く座ること。背中がついていないと、腰を痛めるので注意

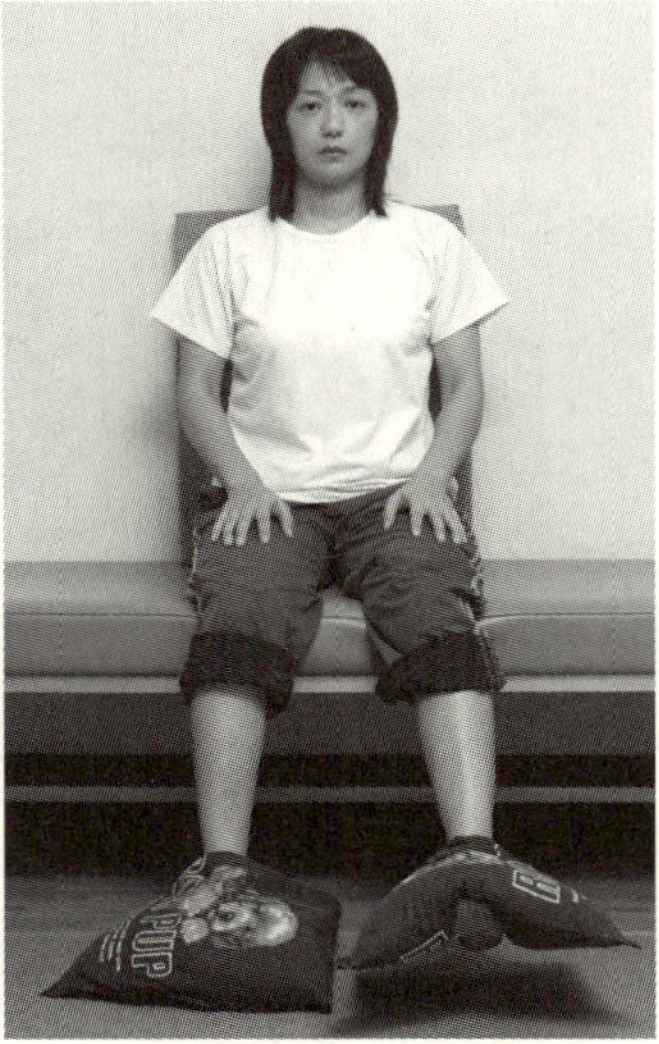

砂袋を両足の甲にのせて、片方ずつ行う。上げる高さは床から5センチ程度でよい

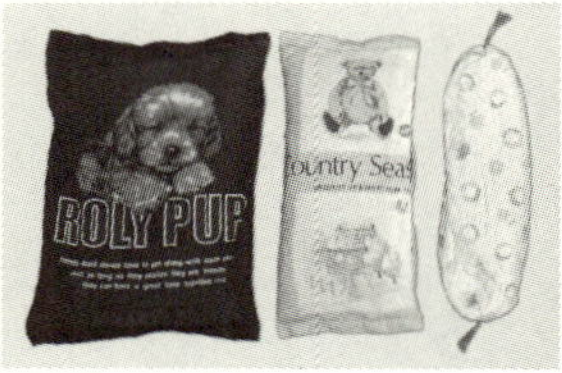

左から5キロ、3キロ、1キロ。体調に合わせて使用する。100円ショップなどで枕カバーを買い、中に砂をつめるとよい

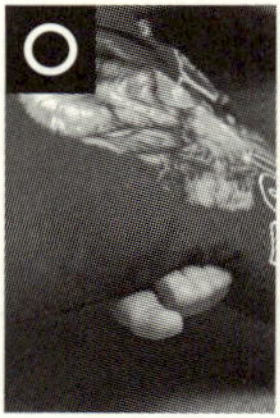

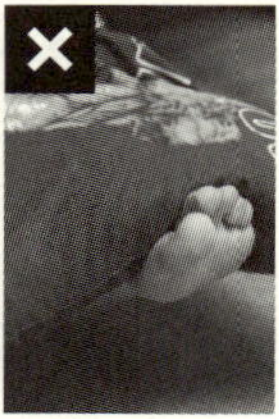

つま先は、左のように下げたままにする。右のようにつま先を上げると、筋肉を痛めてしまうので注意

脚

膝の角度を変えるだけでできる

O脚予防、矯正トレーニング

108ページの「筋力を鍛えるトレーニング」の膝の角度を変えるだけで、内側広筋を鍛えられます。

▼目的

内側広筋を鍛えて、O脚を予防、矯正します。

▼効果

脚力をアップさせます。

▼方法

背もたれのあるイスに深く座り、足の甲の上に、砂袋のおもりをのせ、膝をやや開き、床から5センチ程度足を上げて静止します。1日「1分×左右交互×10セット」が目安です。

▼ポイント

背中は必ず背もたれにつけます。つま先を上げないよう注意しましょう。

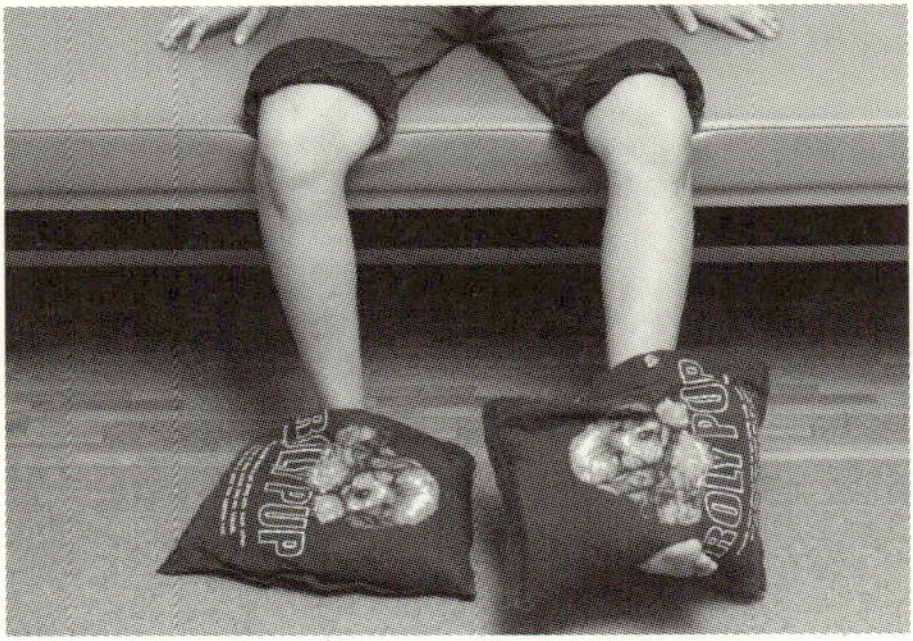

砂袋を両足の甲にのせて、片方ずつ行う。膝をやや開く。上げる高さは床から5センチ程度でよい

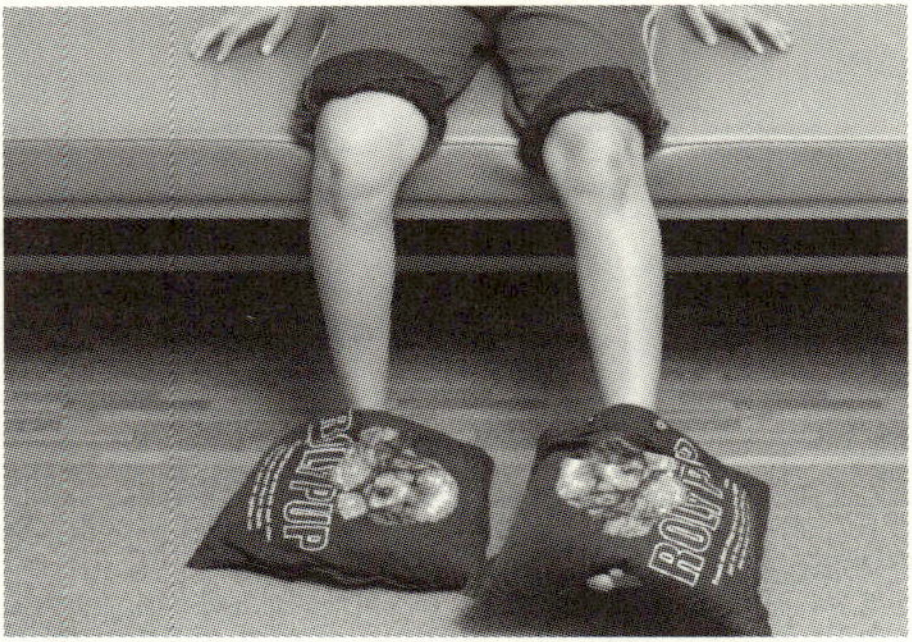

膝を開いていない状態。この場合は、内側広筋ではなく、大腿四頭筋のトレーニングになるので注意

肩

荷重だけで肩を動かす
ペットボトルを使った四十肩治療

水を入れたペットボトルの重さだけで、徐々に肩を動かせるように荷重をかけます。

▼**目的**

四十肩・五十肩の治療です。

▼**効果**

動かなくなった肩が少しずつ動かせるようになり、結果痛みが緩和されます。

▼**方法**

ベッドにあおむけになり、水の入ったペットボトルを肩が痛い方の手で上げます。可動域の限界点で荷重を意識して静止。1回1～2分で、必ずゆるめて休みをはさみましょう。

▼**ポイント**

ずっと荷重をかけ続けると、血流障害を起こすので、必ず1回1～2分荷重をかけたら、ゆるめましょう。

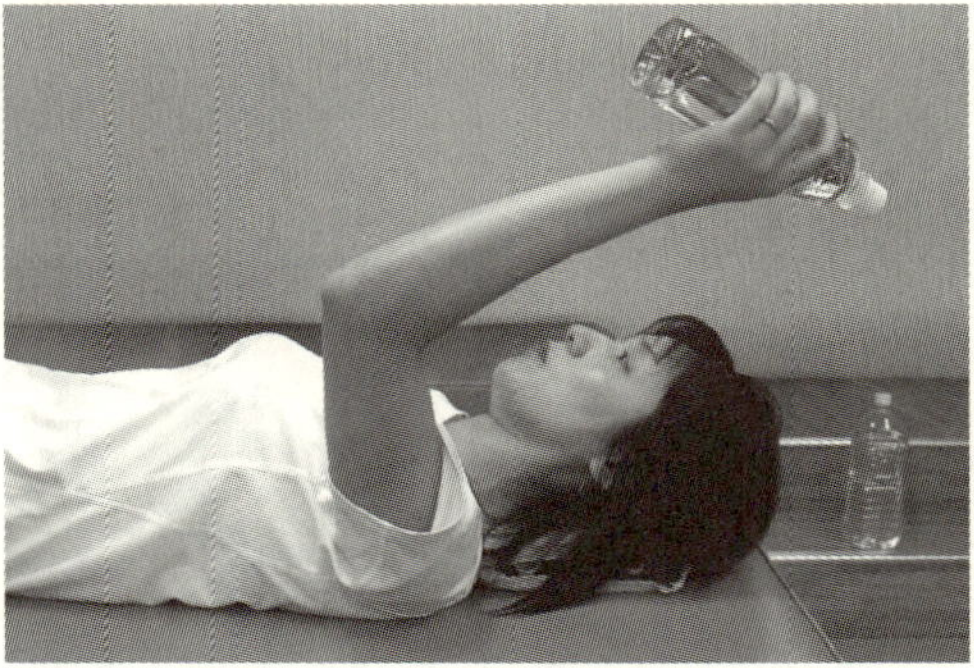

肩がまわる限界点で荷重を意識して静止する。1〜2分やったら、休む。それを繰り返す

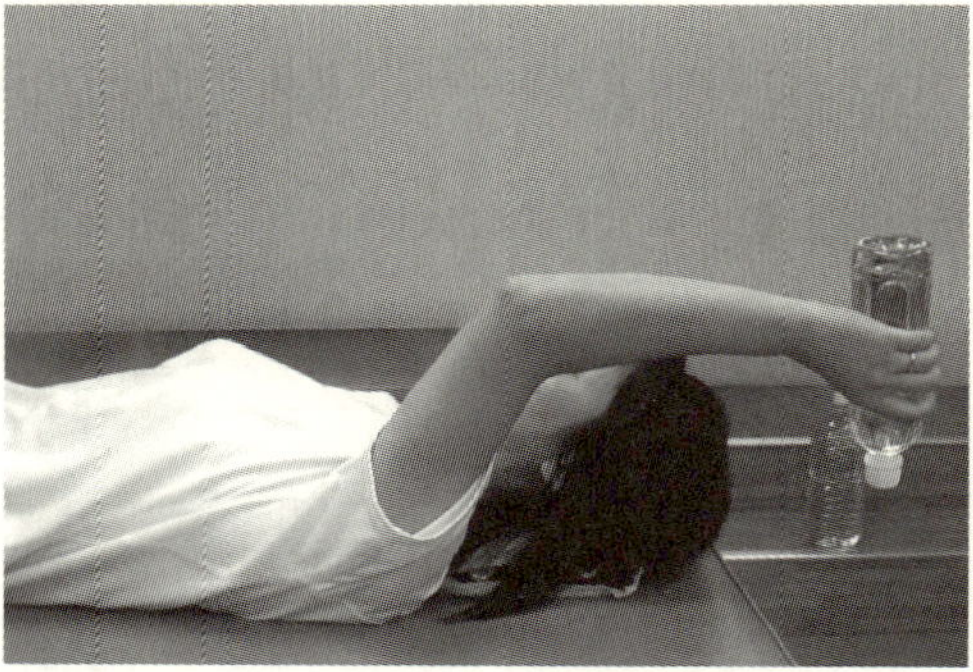

毎日続けると、肩の可動域が無理なく広がり、肩が上がるようになる。比例して痛みもとれてくる

肩

四十肩・五十肩を家で治療する
四十肩を治療するプーリー運動

頑丈なところにかけたロープを利用して、肩関節を引っ張ります。

▼目的
四十肩・五十肩を治療します。

▼効果
肩の痛みが緩和され、腕が上がりやすくなります。

▼方法
頑丈な金属製の梁《はり》などに滑車を取り付けて、輪をつけたロープをかけ、下げる腕の力で、逆の腕を上に引っ張ります。上げている腕の力は抜きます。1日「30秒×左右交互×5セット」が目安です。

▼ポイント
上げている腕の力は完全に抜きましょう。また手の甲を前に向けると、腕が上がりやすくなります。

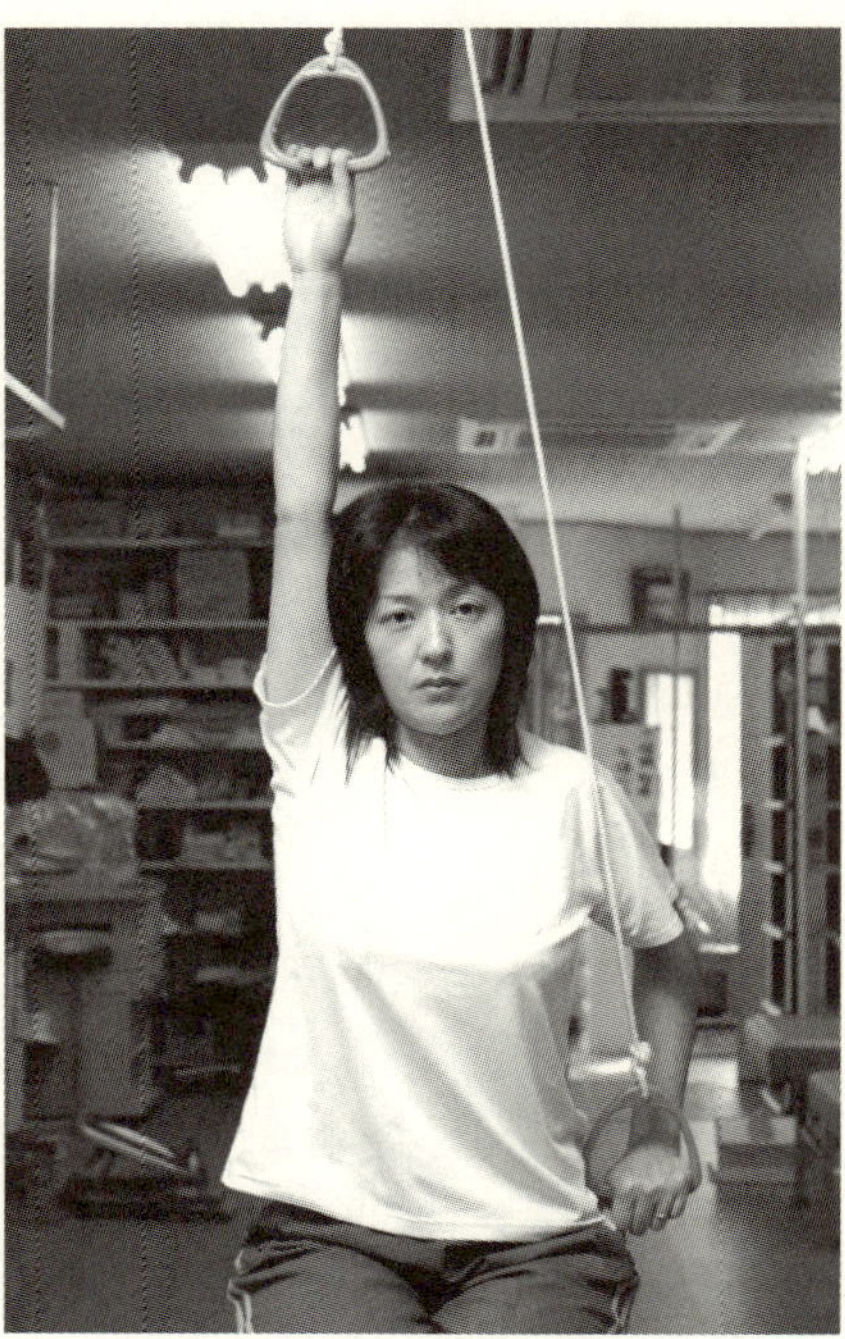

上げている腕の力は完全に抜くこと。痛みで上げにくい場合は、手の甲を前に向けると、上げやすい。輪と滑車はホームセンターで安価に入手可能。滑車は、脆弱な梁などにかけると破損する恐れがあるので注意

脚

自力歩行を可能にする
高齢者のためのスクワット

手すりがあれば、家で気軽にできる有効な筋力トレーニングです。

▼目的

大腿四頭筋を鍛えます。

▼効果

筋力がアップし、自力歩行の維持、再現が可能になります。

▼方法

手すりにつかまり、ゆっくり屈伸します。屈曲したときに10秒くらい静止しましょう。1日朝晩に50回ずつが目安です。

▼ポイント

大腿四頭筋を鍛えるためには、屈曲したときにしばらく静止することが大事です。

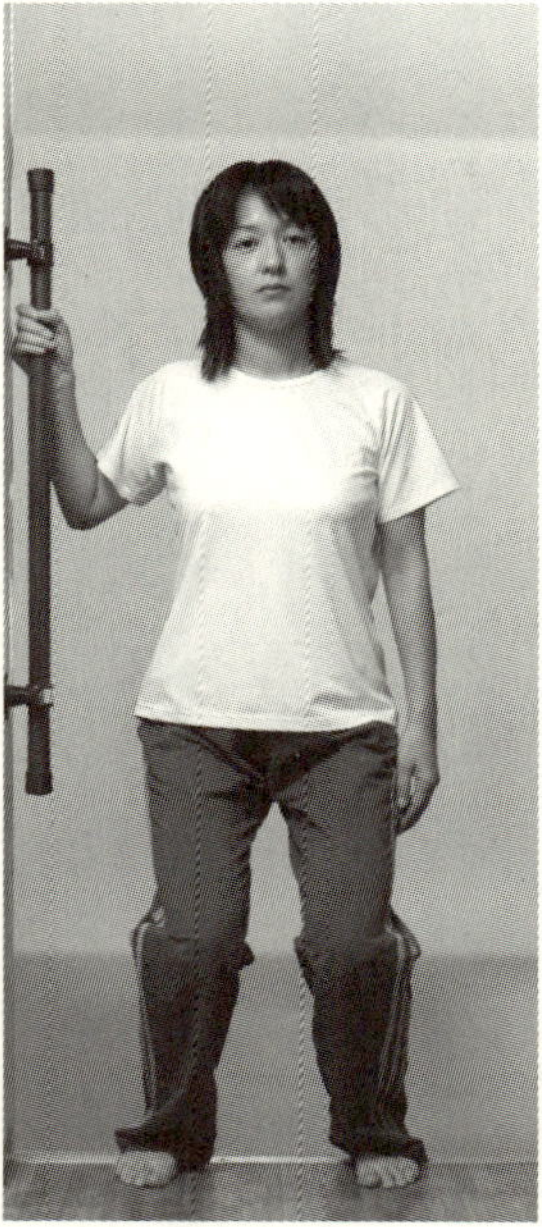

屈した姿勢のときに10秒間静止することが、大腿四頭筋を鍛えるために有効

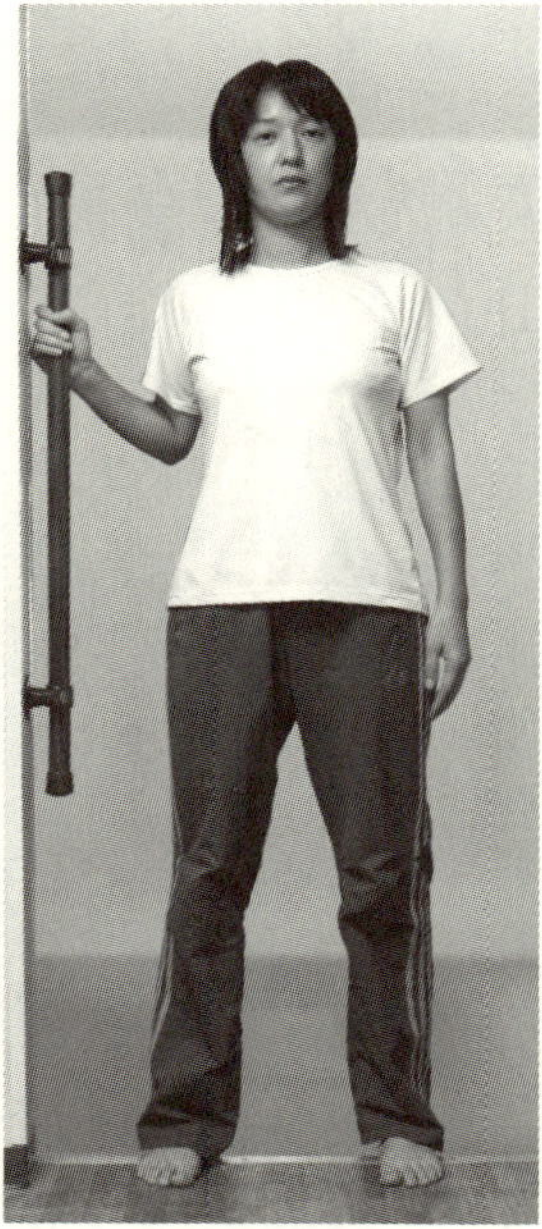

手すりにつかまって行う

腕
上腕三頭筋を鍛える
上腕のたるみをとるトレーニング

高齢者に顕著な振袖と呼ばれる上腕のたるみをとる筋肉トレーニングです。

▼目的

上腕三頭筋を鍛えます。

▼効果

上腕の肉のたるみがとれて、すっきりした腕になります。

▼方法

うつぶせになり、両手を両肩の横に置き、肘は閉じ気味にし、腕の力で上体を少し上げる動作を繰り返します。１セット50回程度を１日１回が目安です。

▼ポイント

膝をついた状態で行います。

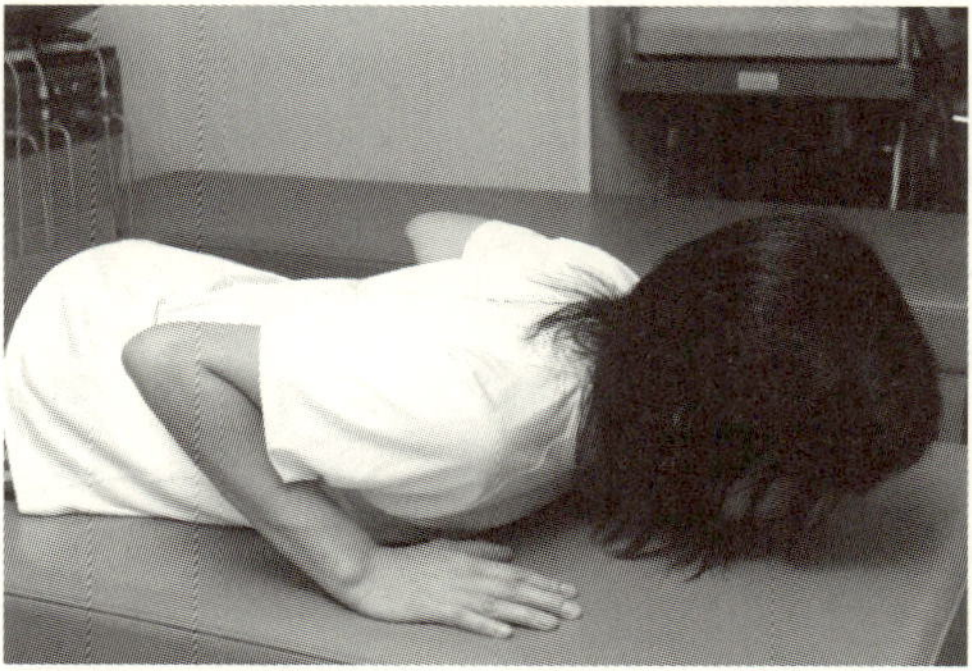

上腕三頭筋を鍛えるために肘は閉じてたたんだ状態で行う

繰り返す

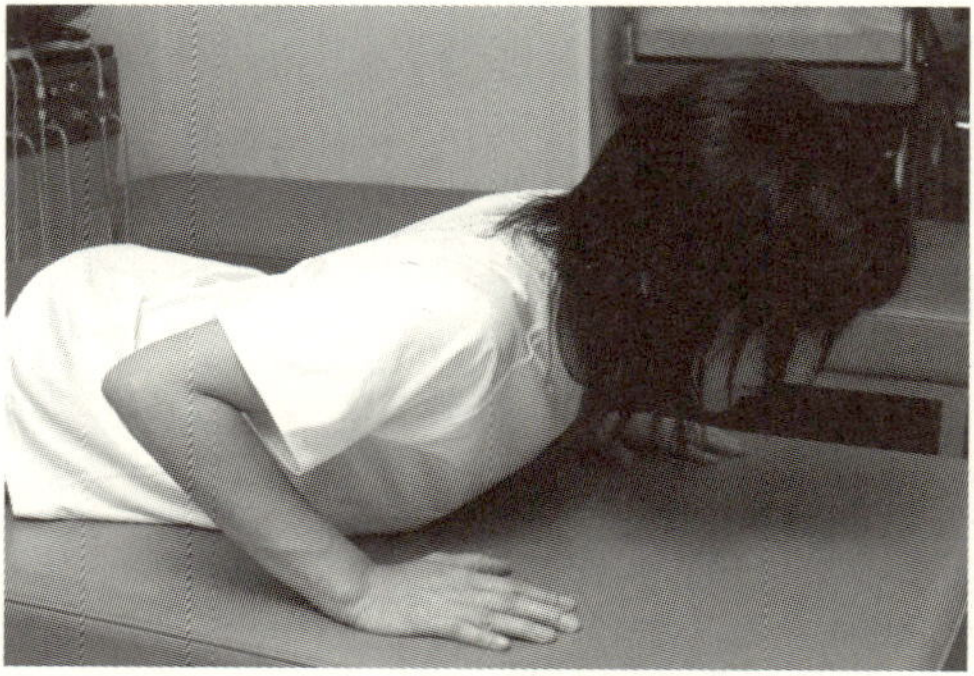

膝をついた上体だけの動きなので、負担が小さく、高齢者でも十分可能のトレーニング

腰

腰にやさしい運動の仕方

腹筋運動療法

腰痛気味の人はもちろん、普段デスクワークの多い人に最適の運動です。

▼目的

負担をかけた脊柱起立筋をしっかり伸ばしてあげます（ゆるめる）。

▼効果

単なる背伸びより、ずっと効果的です。

▼方法

あおむけになり、膝をしっかりかかえ、頭を上げて鼻を膝につけます。布団の上で、朝起きる前と寝る前に1日2回、「30秒×左右交互×3セット」が目安です。

▼ポイント

鼻をしっかり膝につけます。頭を上げなかったり、鼻と膝が離れていてはいけません。

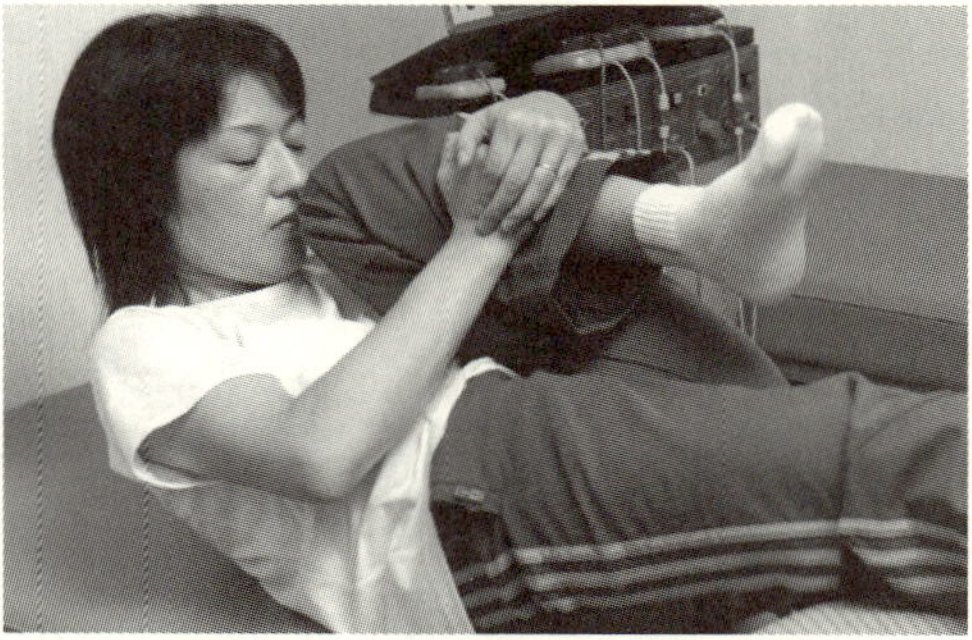

頭を上げて、膝にしっかり鼻をつけて30秒

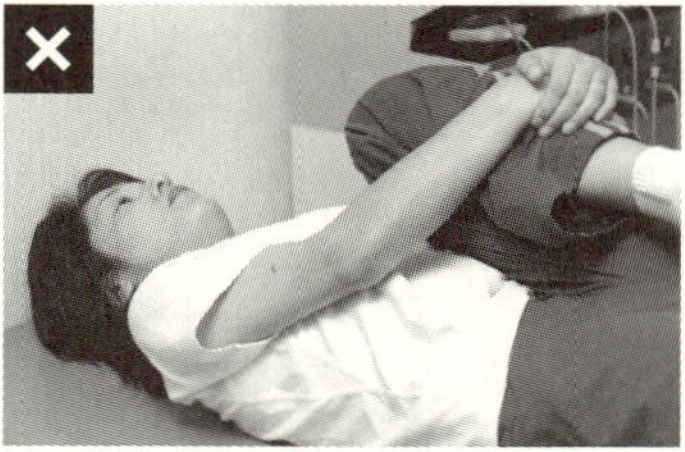

頭を上げないと、効果はない

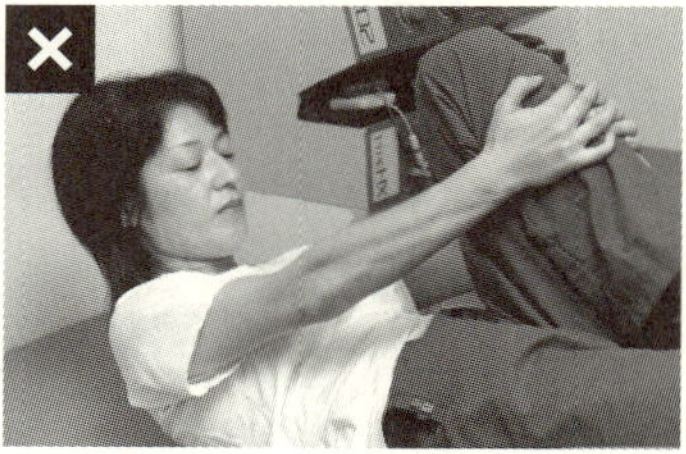

膝から鼻が離れていては、効果が小さくなる

首・肩

頭だけでなく、首まで面で支える
正しい枕の使い方　あおむけ編

首の下に空間のできるような寝方をしていませんか？　枕は頭、首全体を支えるように使います。

▼目的
首、肩に負担のかからない寝方の実践です。

▼効果
首、肩に痛みがある人には、痛みの緩和が期待できます。

▼方法
枕には頭だけでなく、首全体までをのせます。

▼ポイント
首の下に空間ができないように、全体をのせます。点でなく面で支えます。

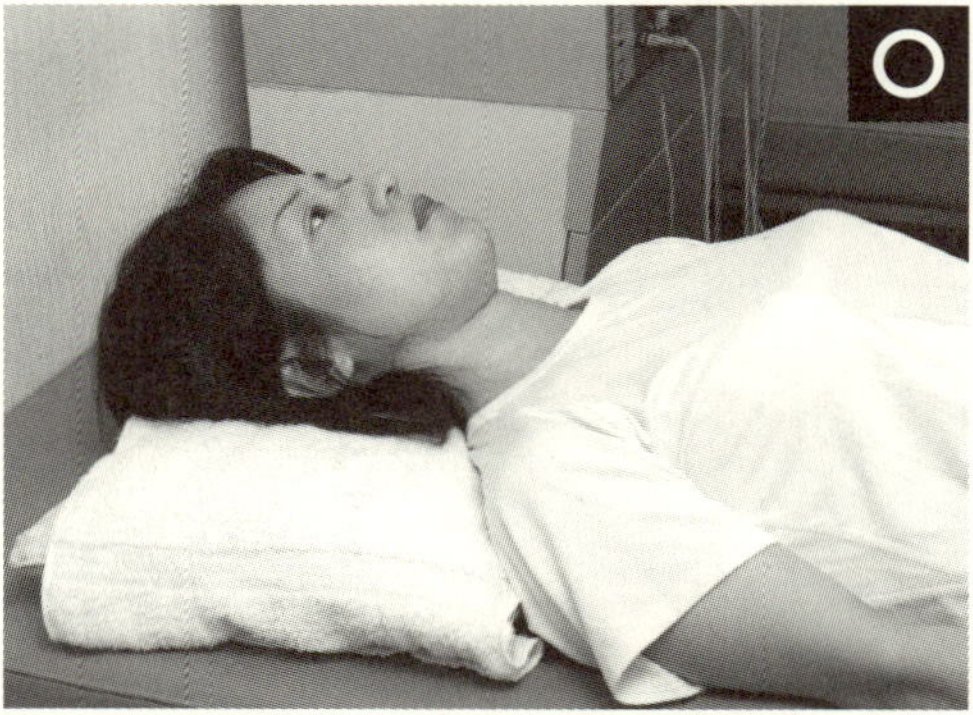

枕には首全体までをのせる。少し肩がかかるくらいがベスト

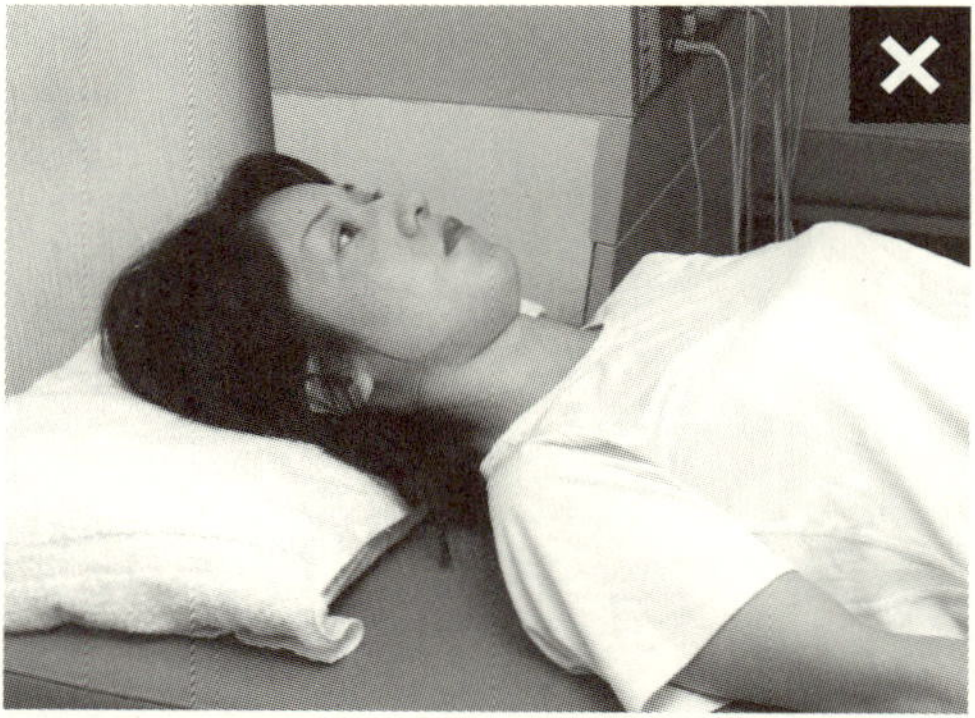

枕には頭だけしかのっていないため、首の下に空間ができる。首、肩に大きな負担がかかるので注意

首・肩

ふたつの枕を使って、面で支える
正しい枕の使い方 うつぶせ編

枕をふたつ使って、肩、腕全体を支えます。胃腸が弱い方もリラックスできる寝方です。

▼目的
首、肩に負担のかからない寝方の実践です。

▼効果
首、肩に痛みがある人には、痛みの緩和が期待できます。

▼方法
枕には頭だけでなく、胸の一部までのせます。ふたつ目の枕は、肩と腕全体をのせます。枕側の足を少し曲げて、体全面が枕と床に着くようにします。

▼ポイント
枕をふたつ使って、空間ができないように点でなく面で支えます。

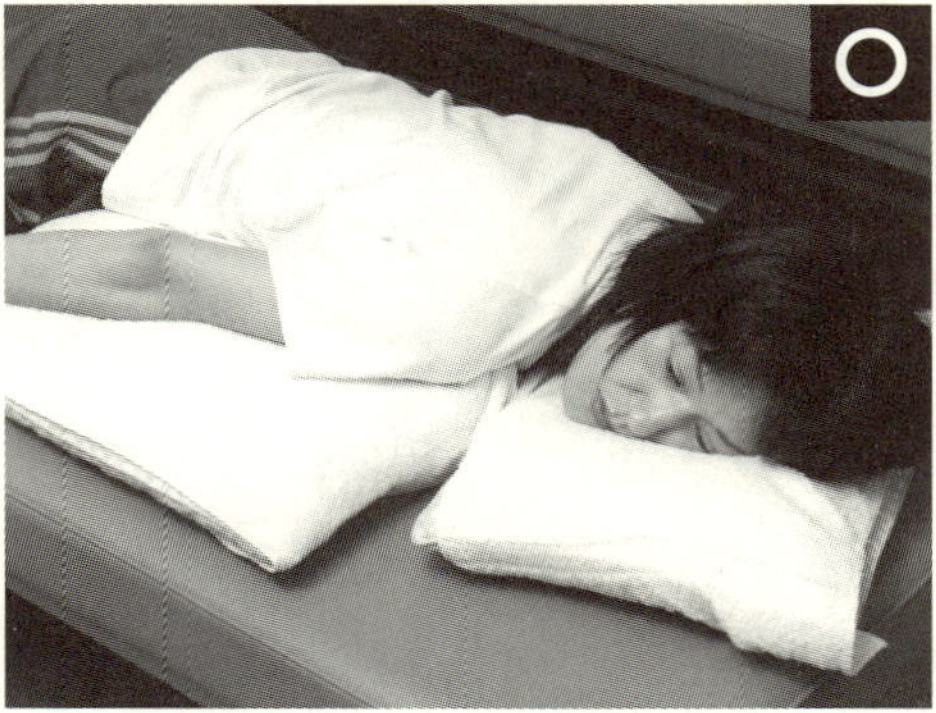

頭と首を支える枕、肩と腕をのせる枕、ふたつの枕を使う

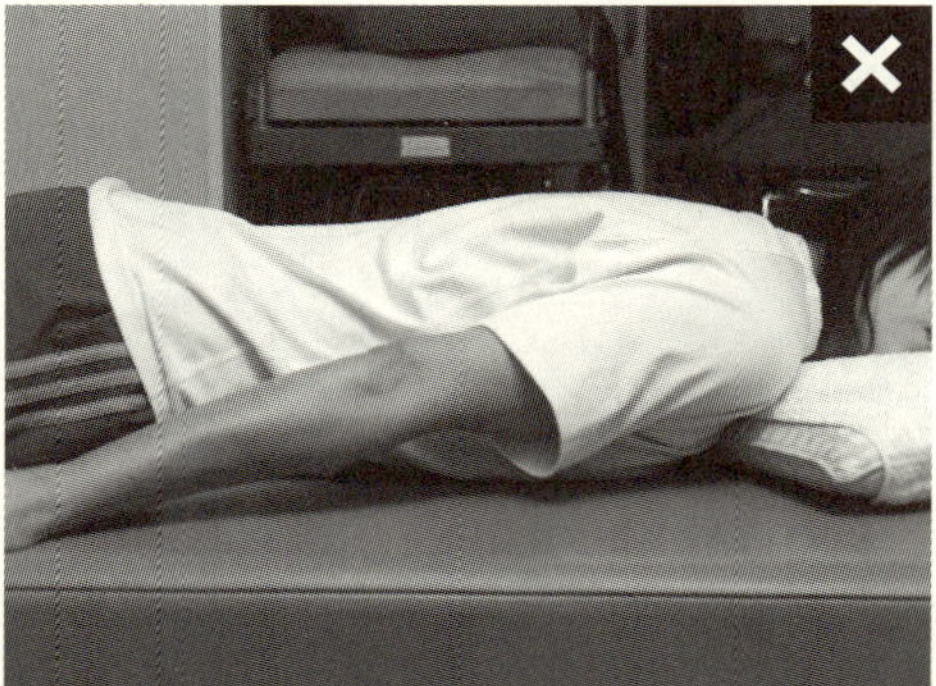

枕ひとつでは、肩と腕が浮いてしまうので、負担が大きい

腰・肩

面で体を支える
負担をかけない楽な寝方 うつぶせ編

二足歩行の人間は腰に負担がかかり、骨盤が大きくなったため、動物体に近いこのスタイルは負担が少なく、体まります。

▼目的

腰、肩に負担のかからない寝方の実践です。

▼効果

腰、肩に痛みがある人には、痛みの緩和が期待できます。

▼方法

枕には首全体までのせます。クッションはお腹の下に硬めのものを。座布団、枕の代用も可。

▼ポイント

枕、クッションを使って、点でなく面で体を支えるようにしましょう。

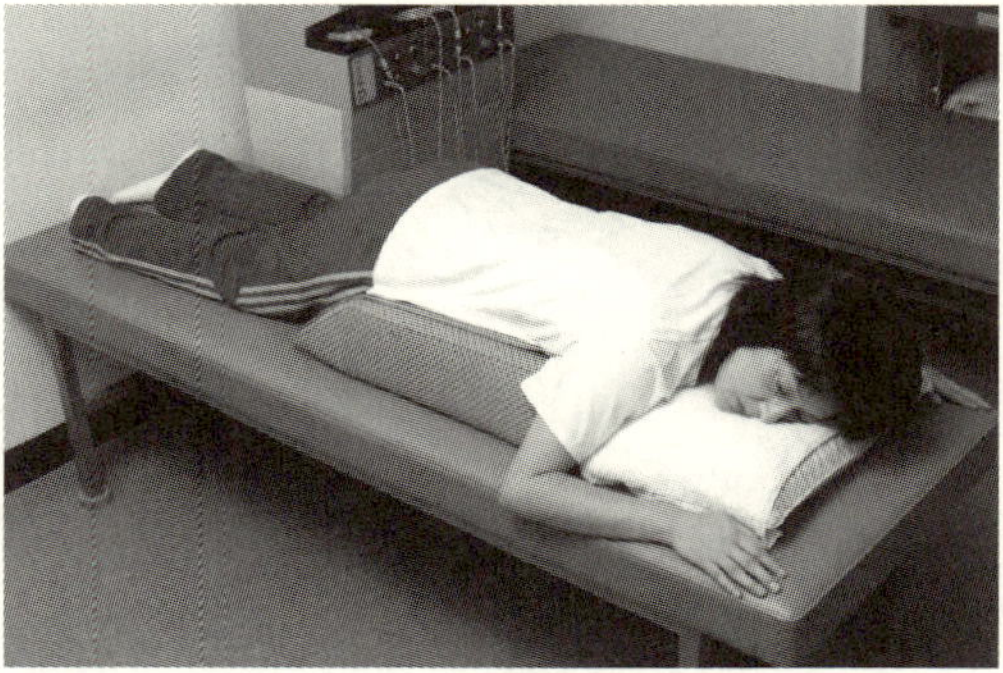

枕は首全体までをのせ、クッションはお腹の下に入れて、体全体を面で支えるように配置する

腰・肩

肩、腰の痛みを緩和する 負担をかけない楽な寝方 あおむけ編

あおむけ、うつぶせともに基本のスタイルは同じです。

▼目的

腰、肩に負担のかからない寝方の実践です。

▼効果

腰、肩に痛みがある人には、痛みの緩和が期待できます。

▼方法

枕には首全体まで、クッションは太もも、足全体をのせます。裏返しの四つん這《ば》いスタイルになるように。クッションは硬めのものを。座布団、枕の代用も可。

▼ポイント

点でなく面で体を支えるようにしましょう。

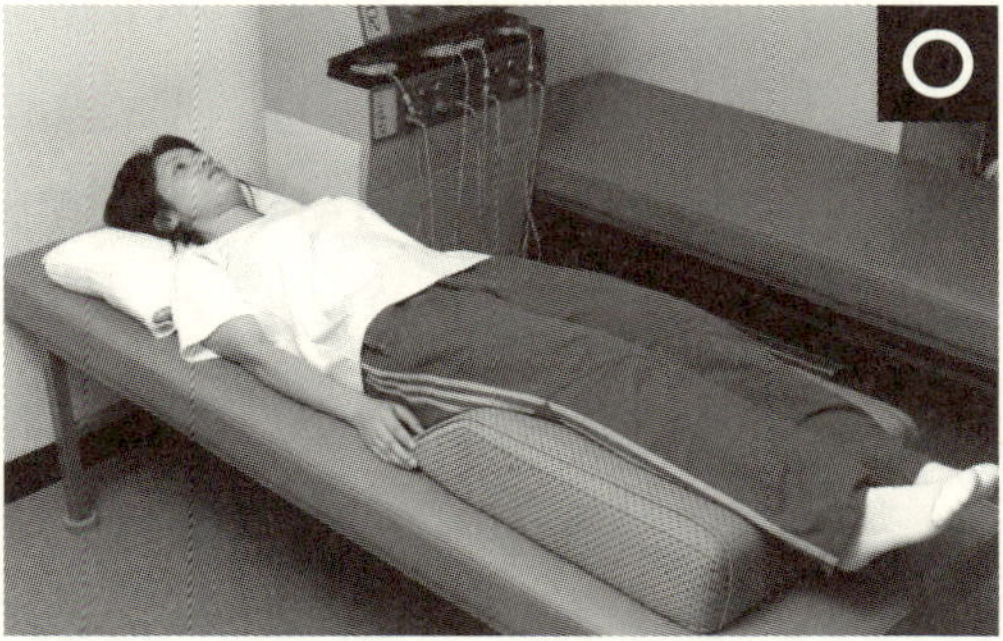

枕は首全体まで、クッションは太ももの付け根まで面で支えるように配置する

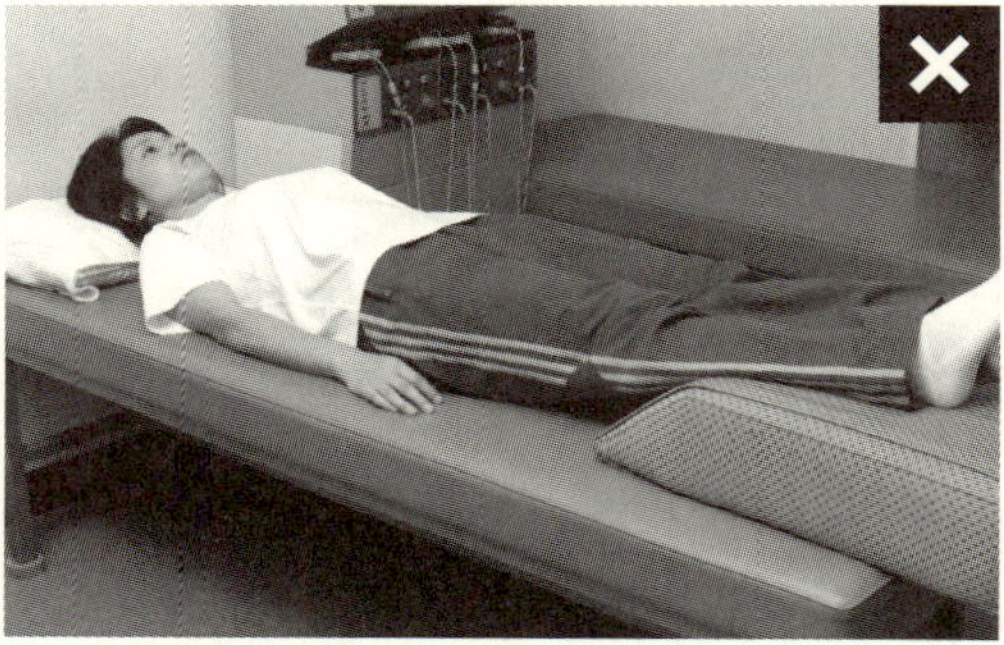

枕には頭だけ。足も先しかのっていないため、首の付け根と膝下にそれぞれ空間ができて、負担がかかる

肝臓

肝臓全体に血液をめぐらせるために

肝機能が低下している人の楽な寝方

肝機能の低下している人は寝ている姿勢がベストです。ペットボトルを肝臓に見立てて解説します。

▼目的

肝臓全体に血液をめぐらせるためには寝ていることが必要です。

▼効果

寝ていることで、血液が肝臓全体にめぐり、肝機能を向上させます。

▼方法

体を横たえることが必要です。肝硬変など重篤な病状の場合、寝ている必要があるのは、血液循環をよくするためです。

▼ポイント

食後30分は必ず横たわること。あおむけ、うつぶせ、よこむきは問いません。

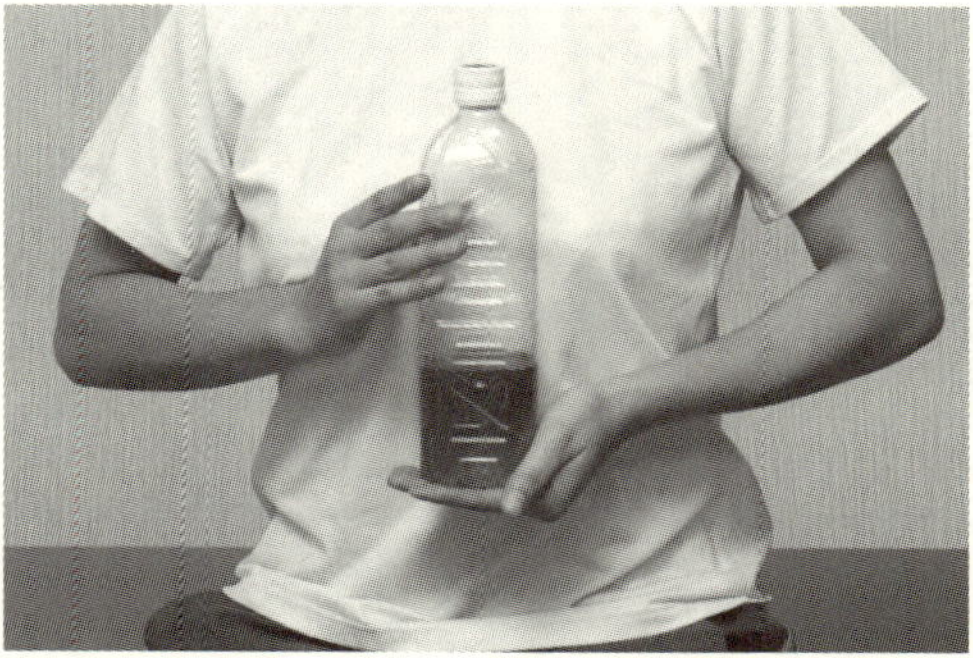

健康な人でも通常肝機能は３分の１程度しか使用していない。寝ていない場合、血液は下部の少ない領域にしかめぐらない

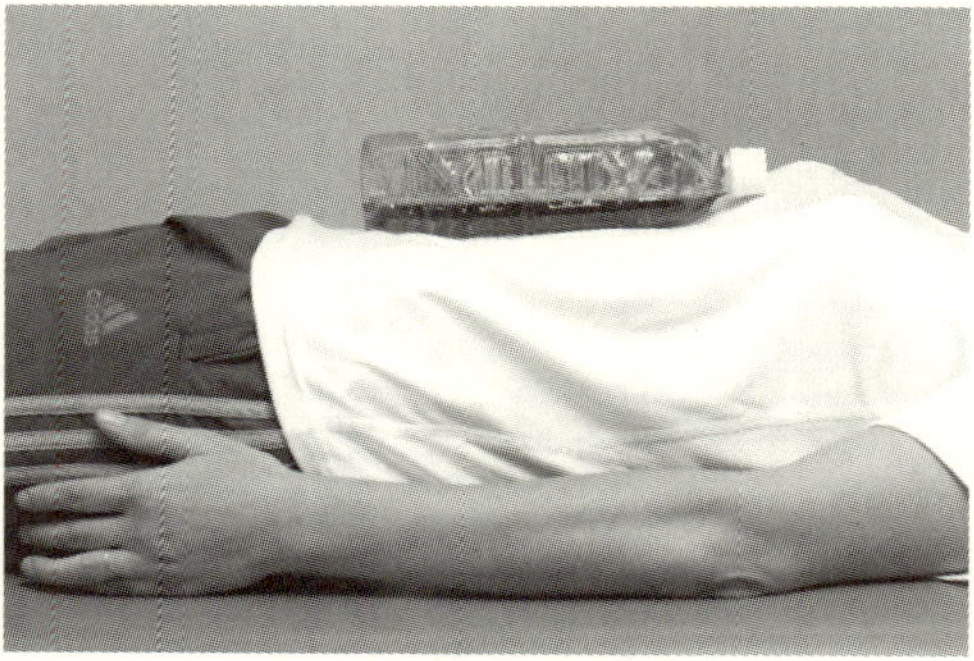

寝ていると、肝臓の広い範囲を血液が循環するので、肝機能向上に効果がある

腰

腰痛時に知っておきたい
腰にやさしい起き上がり方

腰痛をかかえていると、起き上がる動作がつらいものです。腰に負担をかけない方法をご紹介します。

▼目的
腰痛の患部に負担をかけずに、起き上がります。

▼効果
負担がないので痛みがなく、腰痛の悪化を防ぎます。

▼方法
写真のように膝を曲げたまま、丸太を転がすように、あおむけから横向き、うつぶせになって、起きます。肩の抜き方を覚えましょう。

▼ポイント
腰痛をもっている方にはいつも指導する重要な動作です。

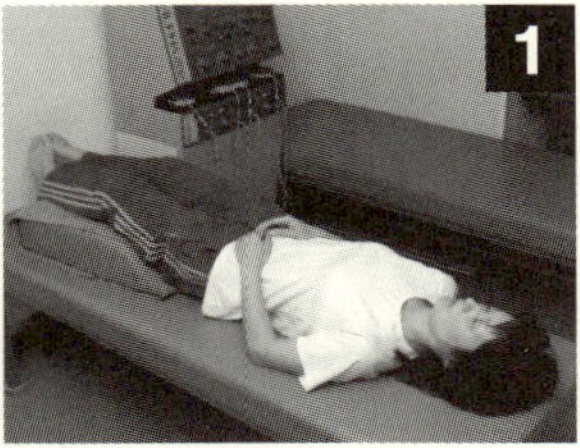

あおむけに寝ている

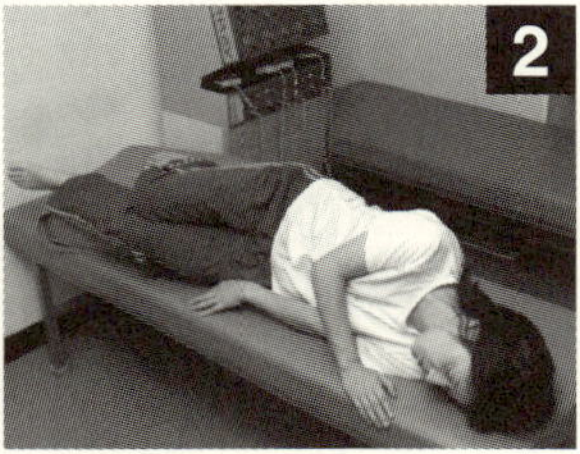

膝を曲げて、横向きになり、
上側の腕を床につく

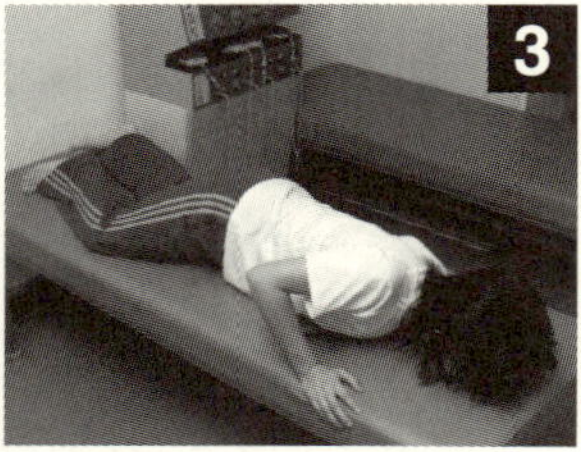

ついた手の力でやや体を起こし、
下側の肩を抜く

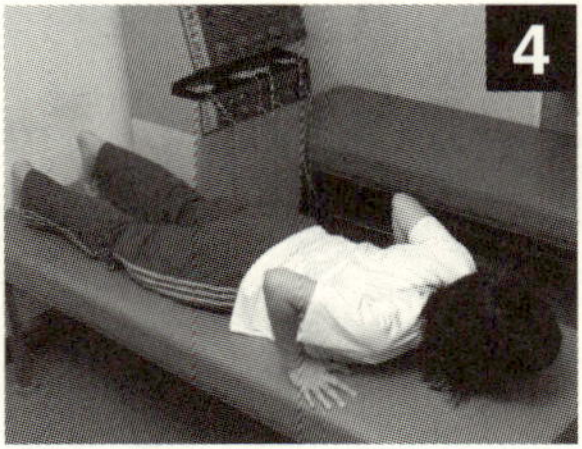

うつぶせになり、
両手をつく

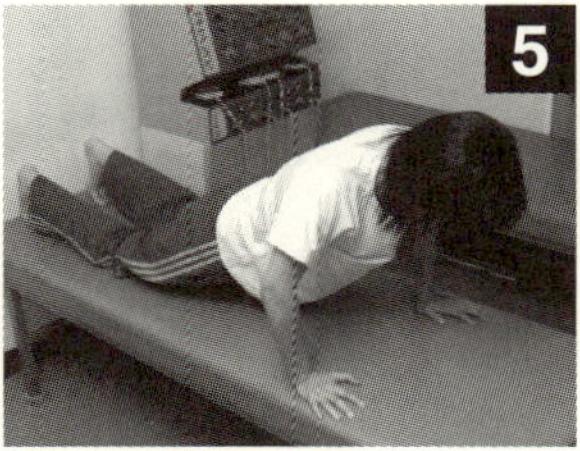

両腕の力で体を起こす

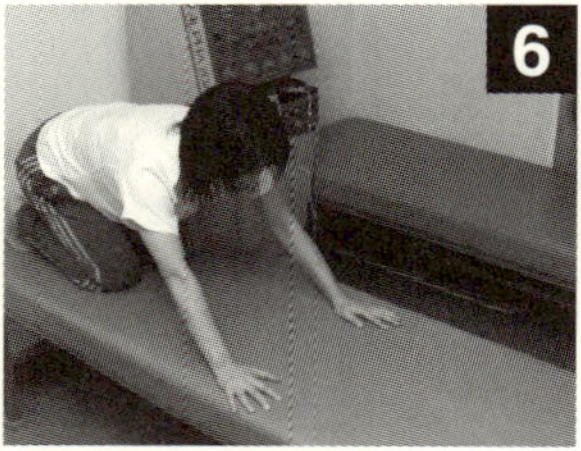

ゆっくり腰を引き、起き上がる

腰 自宅で簡単にできる坐骨神経の治療

自転車のチューブを利用して、坐骨神経の治療を行います。

▼目的

おしりから大腿部下腿部の痛みを緩和します。

▼効果

坐骨神経に連動する足を引っ張ることで、痛みが緩和されます。

▼方法

しっかりとした柱にチューブを通し、そのチューブを足首に結びます。そのままずり下がり、1日1回20～30分ほど足を引っ張ります。

▼ポイント

腰の上を引っ張るのは間違い。足を引っ張るようにしましょう。

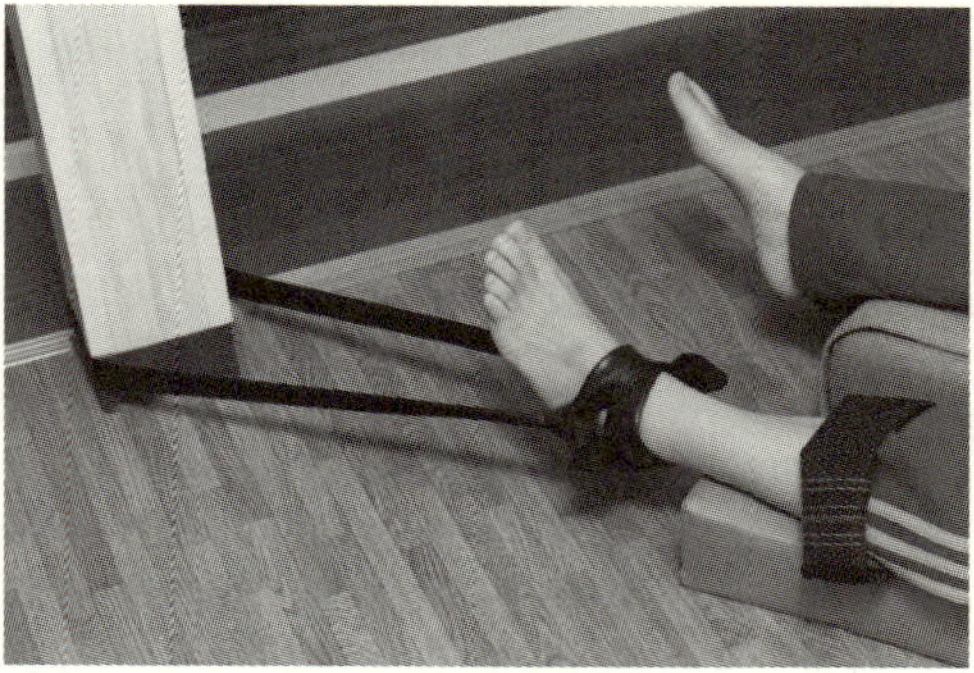

固定されたチューブで足を引っ張る

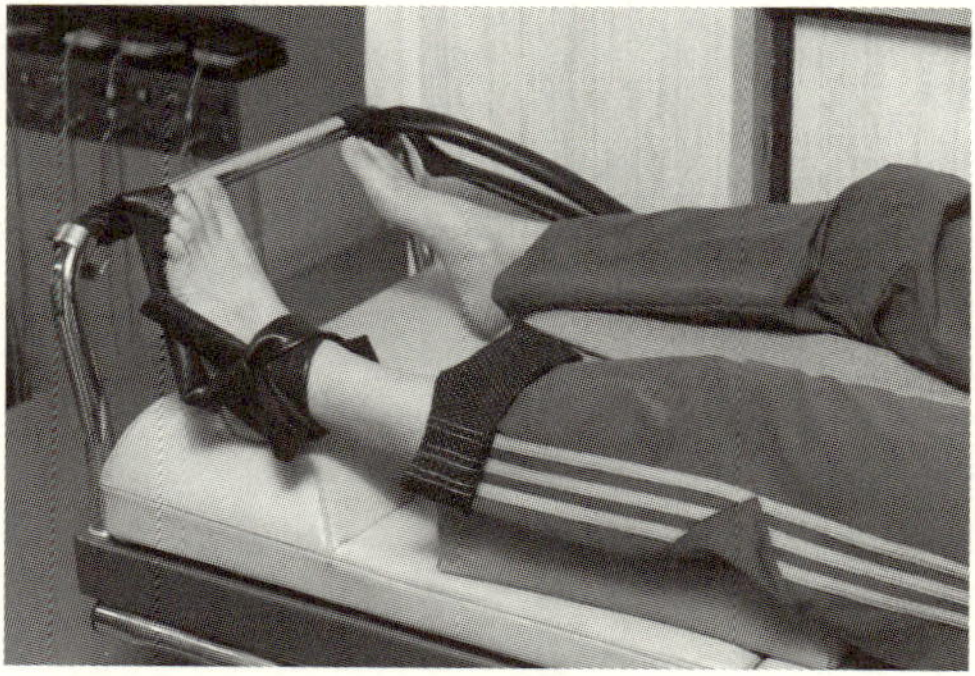

久野接骨院での治療。家の柱で行っても全く同じ

腰

腰を補助するだけで締めつけ感がない
負担の少ないコルセットの巻き方

コルセット（腰痛ベルト）は旧来のものは、大きき過ぎて日常生活を送るのに負担が大きいものですが、10センチ幅程度の細いコルセットでも十分です。お腹を圧迫することなく、負担が格段に少ないものです。

▼目的
腰の痛みを緩和します。

▼効果
腰の患部を安定させて、痛みが緩和されます。

▼方法
上前腸骨棘（いわゆる腰骨）の下（パンツのゴムの部分）に、コルセットの上のラインがくるように装着します。

▼ポイント
位置に注意しましょう。位置がずれていると効果が見込めません。

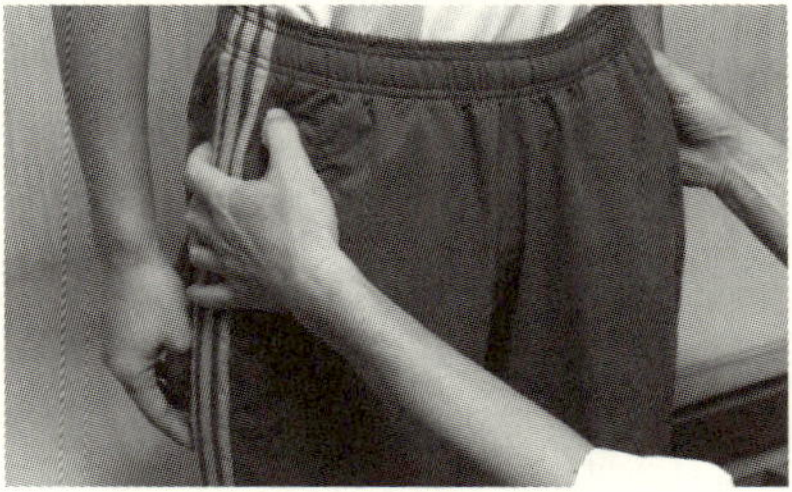

親指で押さえているあたりが、上前腸骨棘
（いわゆる腰骨）の位置

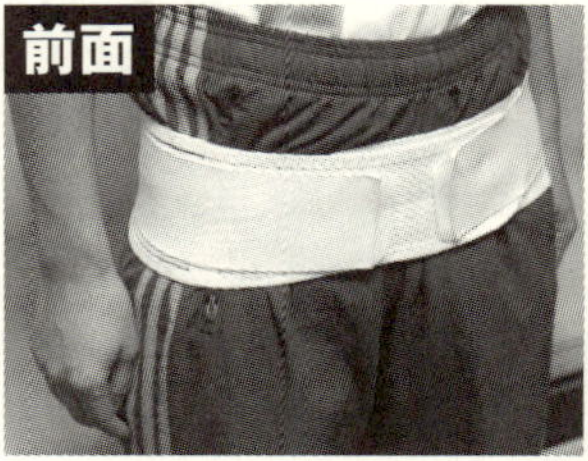

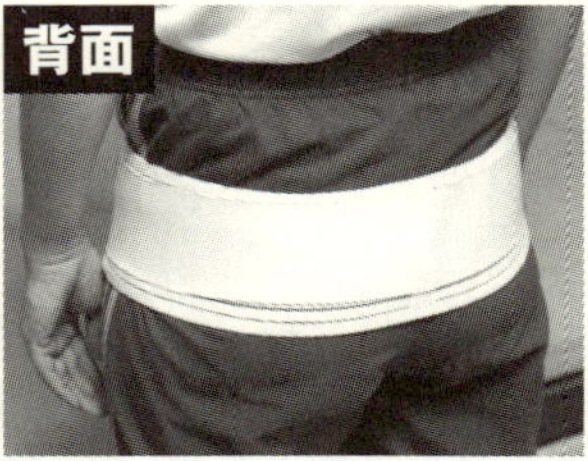

細いコルセット。巻いている位置に注意する。ウェイトリフティング（重量挙げ）のコルセット位置と同位置となる。背面の位置も要注意

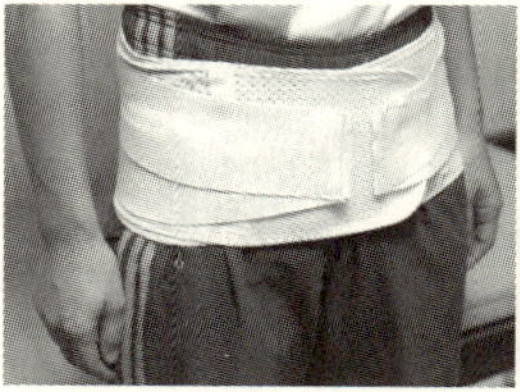

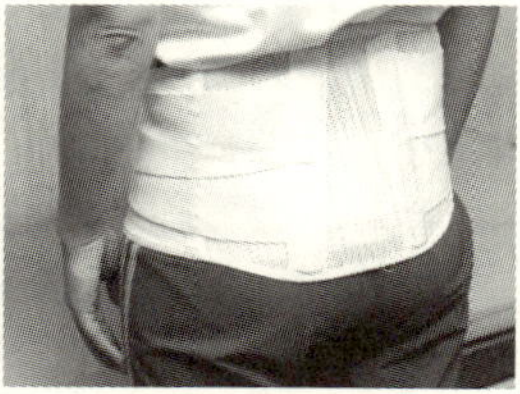

従来のコルセット。幅が広く、お腹の圧迫が強いため、
大変苦しい

肘

外上顆炎を治療する テニス肘のサポーターの着け方

サポーターの位置を間違えているケースをよくみかけます。正しい位置を覚えてください。

▼目的

テニス肘と呼ばれる外上顆炎の痛みを抑えて、治療します。

▼効果

手関節の動きで引かれる筋肉（背屈筋）の接続部（写真の×印）にかかる圧力をサポーターで分散することで、痛みが緩和されます。

▼方法

患部（写真の×印）よりやや手首側にサポーターを着けて、患部への圧力を分散させます。

▼ポイント

患部上にサポーターを着けても分散されませんので、注意しましょう。

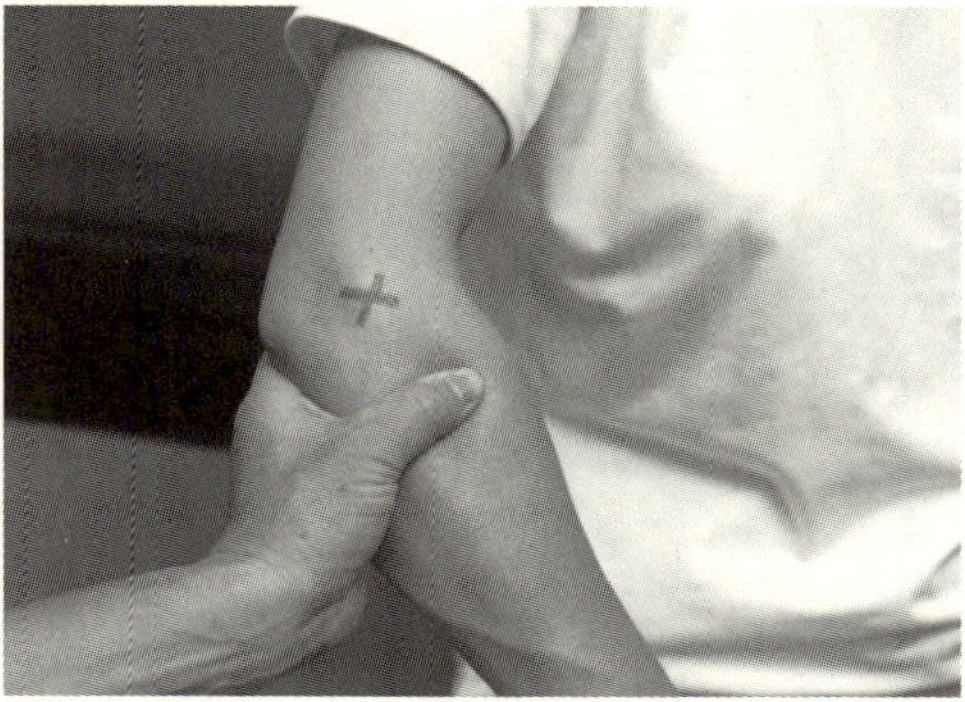

×印が患部の外上顆。指で押さえている部分が、背屈筋なのでここにサポーターを着けると圧力が分散されて、痛みが緩和される

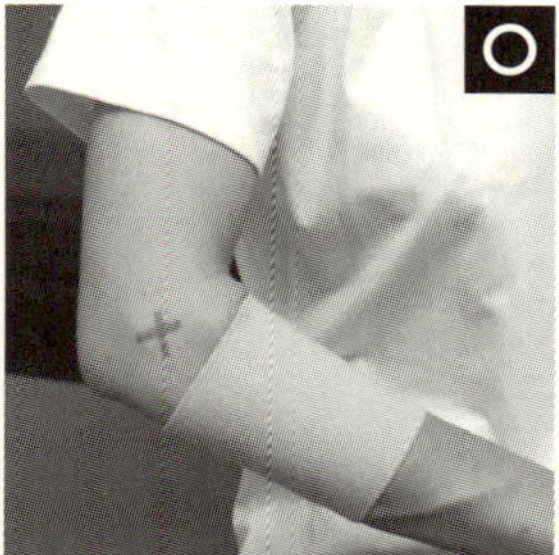

正しいサポーター位置

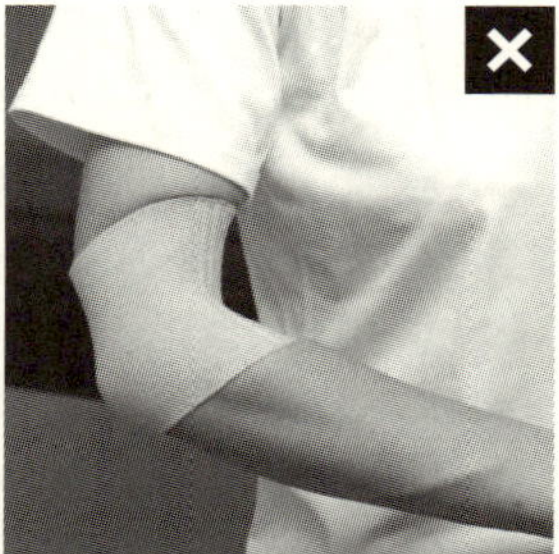

誤ったサポーター位置。患部の上に着けても、背屈筋の圧力は分散されないため、痛みは緩和しない

肘

内上顆炎を治療する
野球肘のサポーターの着け方

サポーターの位置を間違えているケースをよくみかけます。正しい位置を覚えてください。

▼目的

野球肘と呼ばれる内上顆炎の痛みを抑えて、治療します。

▼効果

手関節の動きで引かれる筋肉（掌屈筋）の接続部（写真の×印）にかかる圧力をサポーターで分散することで、痛みが緩和されます。

▼方法

患部（写真の×印）のやや手首側にサポーターを着けて、患部への圧力を分散させます。

▼ポイント

患部上にサポーターを着けても分散されませんので、注意しましょう。

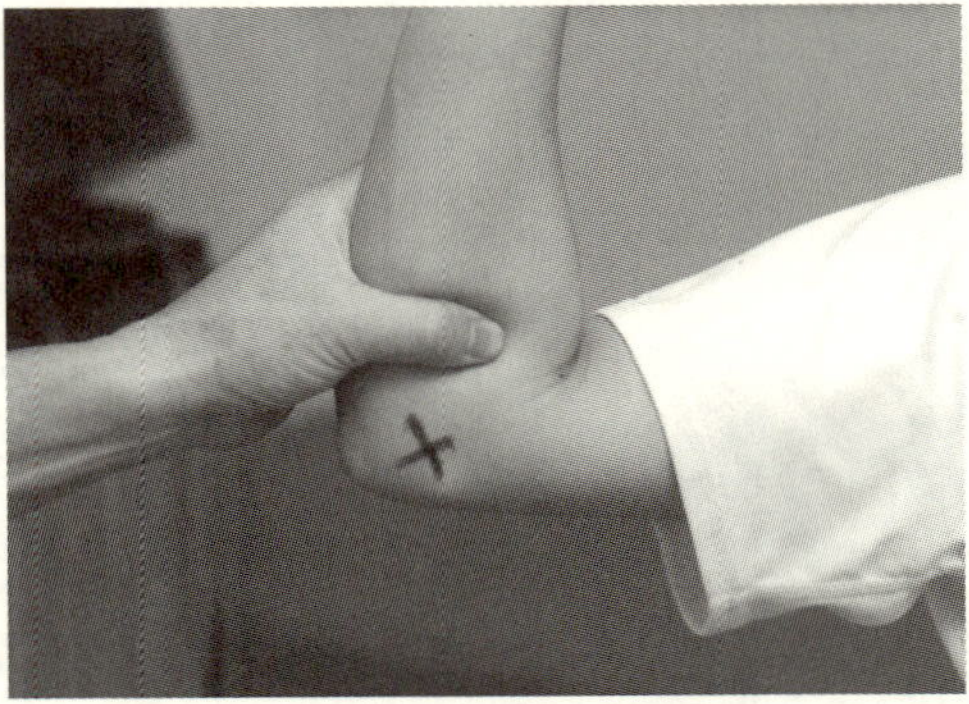

×印が患部の内上顆。指で押さえている部分が、掌屈筋なのでここにサポーターを着けると圧力が分散されて、痛みが緩和される

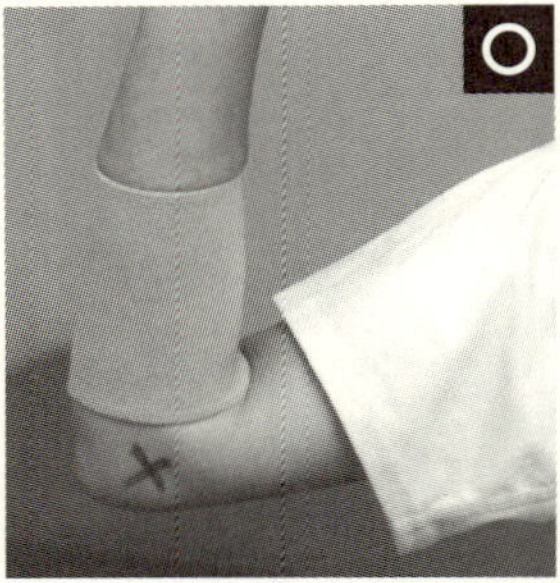

正しいサポーター位置

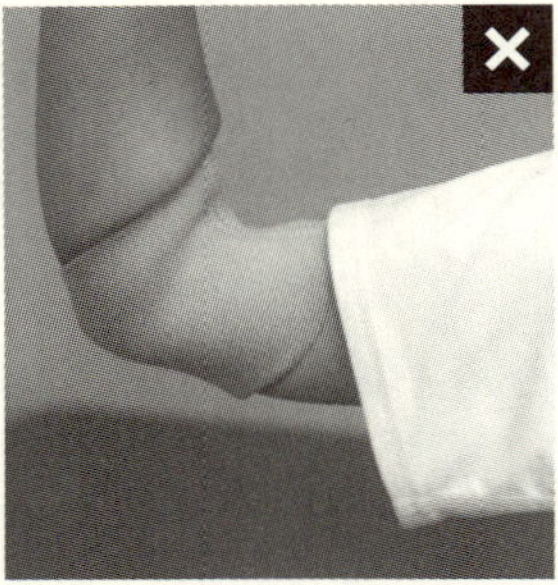

誤ったサポーター位置。患部の上に着けても、掌屈筋の圧力は分散されないため、痛みは緩和しない

脚

綿包帯とスポンジで治療する
足首ねんざの包帯の巻き方

足首を固定することが肝心です。伸縮包帯ではなく、綿包帯でしっかり固定します。

▼目的

患部を圧迫して腫れを抑え、足首を正しい位置で固定して治療します。

▼効果

足首を固定することで、痛みを緩和させて、治療します。スポンジはほどよい圧迫で腫れを小さくします。

▼方法

患部にスポンジを当て、上から綿包帯で足首が動かないように固定します。

▼ポイント

伸縮包帯では患部を固定できないので、必ず綿包帯を使用しましょう。

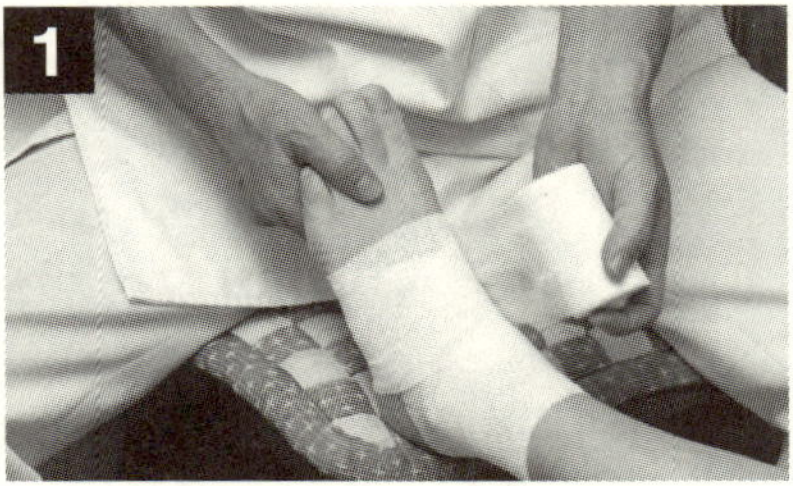

患部に綿包帯を巻き、固定する

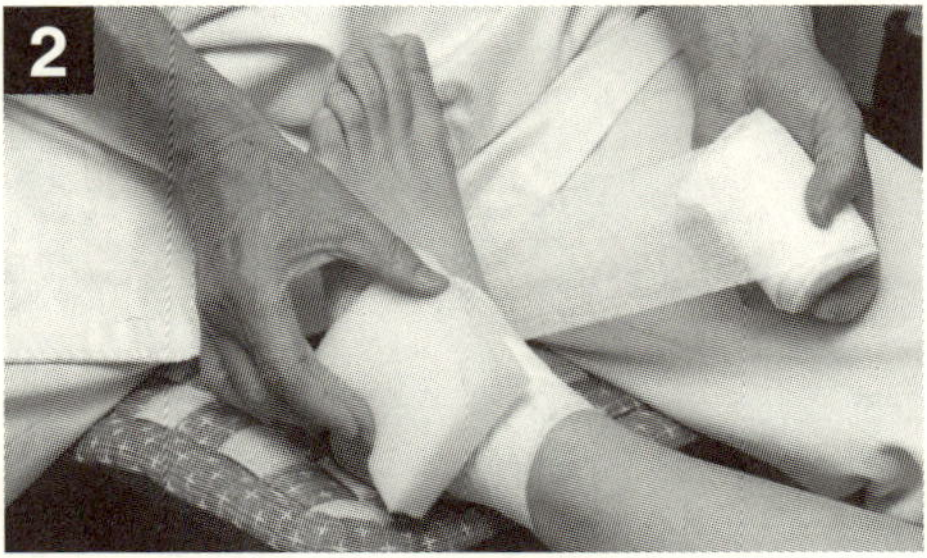

途中で、腫れのある患部にスポンジを当てる。スポンジがほどよく患部を圧迫して、腫れを抑える

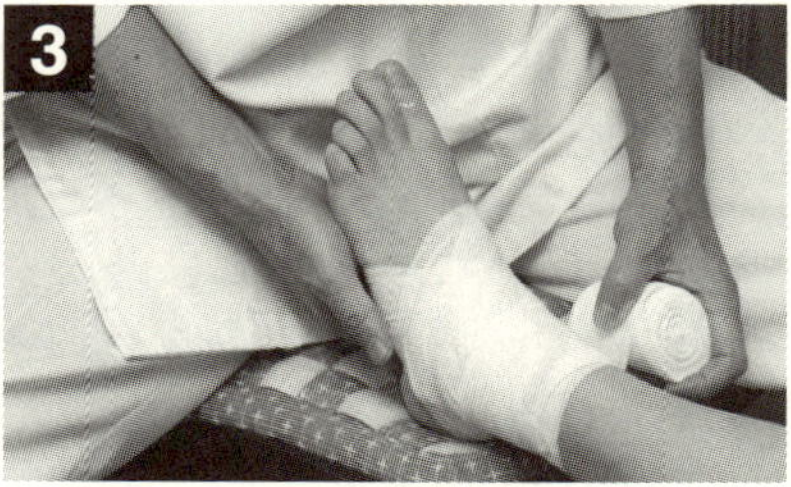

スポンジの上からもしっかり巻き、固定する

脚

筋肉ポンプを補助する
低周波治療器による血流改善

低周波治療器を使用して、腓腹筋の血流を改善、筋肉ポンプを補助してミルキング効果を高めます。

▼目的

ミルキング効果を高めて、足の疲労物質を心臓に送り返します。

▼効果

血流が良化します。ふくらはぎ等の疲れがとれて、腓腹筋の運動にもなります。

▼方法

足の裏を濡れたタオルで拭《ふ》いて湿らせて、低周波治療器にのせます。症状に応じて強めの電圧で使用します（詳細は取扱説明書に従うこと）。1日1回20分程度が目安です。

▼ポイント

基本的には若い方は弱めに、高齢の方は強めに電圧を調整します。

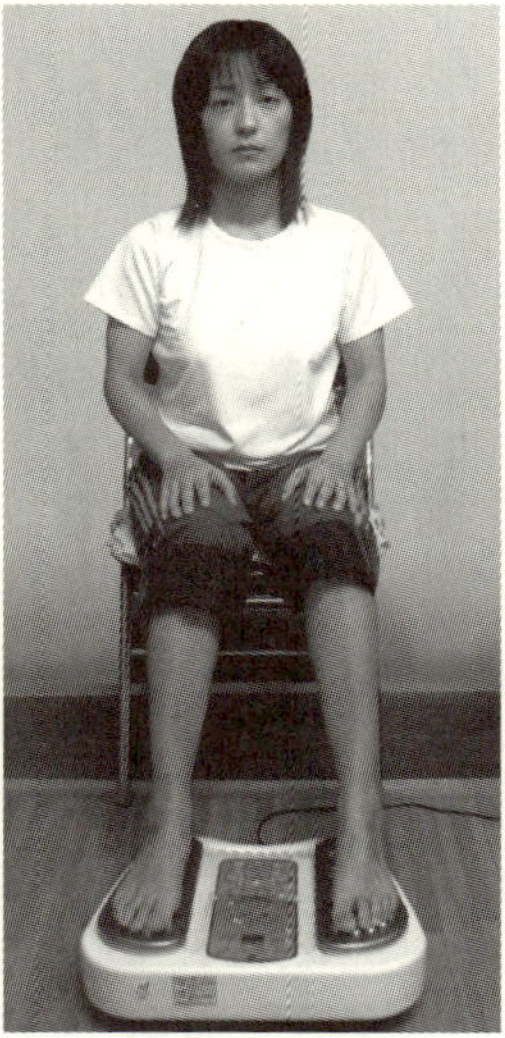

イスに座って、足をのせる。
１日１回20分が目安

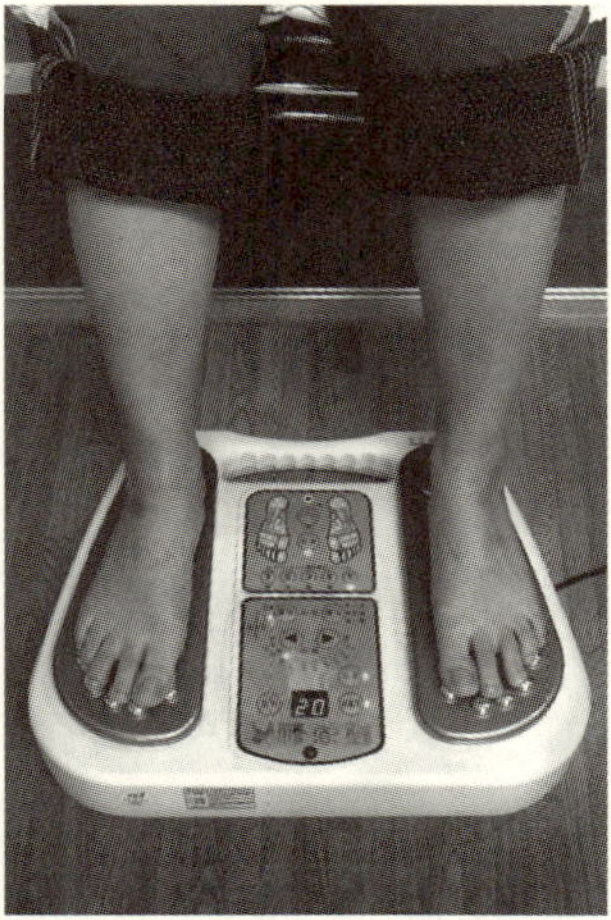

足の裏を濡らすのは、電気伝導を高めるため。使用しているのは、低周波治療器「極楽仙人」（株式会社トップラン製）

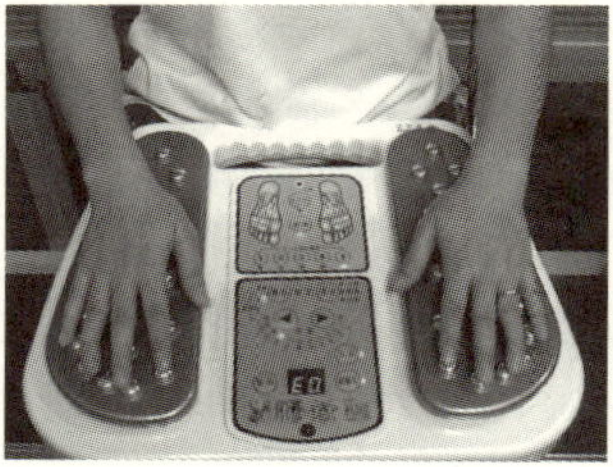

手に使用してもいい。腕と肩の筋肉に同じ効果が得られる

番外 柔道整復師・薬剤師の立場から見た私の健康管理実践法など

ここでは薬剤師でもある私が、その経験から自身で実践していることを公開、解説します。「医療に関することにも触れていますが、あくまで「久野信彦が自分で実践している」ことを公開しているだけですので、その点をご注意いただいた上で、みなさんの参考になれば幸いです。

毎日の健康のために

◎朝起きてすぐ、ベッドの上で伸びをする①

あおむけのまま、足を背屈（つま先を脛骨側、すね側に反ること）しながら、全身をグッと伸ばします。まず、気持ちがいいです。背屈せずに伸ばすと、腓腹筋（ふくらはぎ）がつりやすいので注意です。寝起きにつると非常に痛いです。間違って底屈（つま先をふくらはぎ側に反るようにすること）すると、つりやすいので注意しましょう。

どうして朝はつりやすいのかというと、疲労を残したまま寝てしまうと疲労物質が各所に残ったままになります。そのため、乳酸が溜まりやすく筋肉が硬直してきます。これが腓腹筋の場合、ふくらはぎが硬直して、つってしまうわけです。ちなみに朝起きたときに体が硬いのは、この硬直のためで、これは、軽い死後硬直状態なんです。死後硬直というのは、心臓が止まって血流がなくなると、酸素が体にいかなくなります。そのため、酸欠状態の完全な嫌気的代謝となるため乳酸が溜まって筋肉が硬くなり、硬直している状態なんです。

だから、疲労は残さず、疲れたらしっかりメンテナンスしてから寝ることが大事です。疲れたから、お風呂に入って1杯飲んで寝る、というのは疲労物質を残したままなので、ダメなんです。

◎朝起きてすぐ、ベッドの上で伸びをする②

膝を曲げた状態で、うつぶせになり、上体がなるべく床につく状態で前方に手を伸ばす。その姿勢のまま、グッと体を前方に完全なうつぶせ状態（膝も伸ばして）になるまで全身を伸ばす。

これを1回やってから起きると体の硬直がほぐれ、全身のストレッチングができて、筋肉がリラックスした状態になるので、オススメです。

これに近いストレッチングを、歌手の八代亜紀《やしろあき》さんが何十年間も毎日やっていらっしゃるというのをテレビでおみかけしましたが、素晴らしい習慣をお持ちだな、と感心しました。さすがです。

◎洗顔時に舌をみる

胃腸の調子が悪いと、人間の舌には舌苔《ぜったい》ができて白くなります。この状態のときは、体力が落ちているので、風邪を引きやすくなります。毎朝みる習慣をつけましょう。

◎コップ1杯の水を飲む

毎朝必ず、お水をコップ1杯飲みます。体調がいいときはおいしく、胃腸の調子が悪いときはおいしくないんです。これは、毎朝飲んでいると気がつくようになります。味覚も体調で変化します。このチェックは毎朝やっていないと比較できず、わかりませんので、毎朝の習慣が大事です。

また、このことで、腎機能の水分代謝を良化させる効果があります。腎臓というのは、抗生物質の投与以外には薬がありません。水分をとって、利尿となる水分代謝をよくしてやることしか、腎臓にいいことはできないんです。

◎冷たいものは極力飲まない

私は普段、冷たいものを飲みません。もちろん宴席などでは冷たいビールを飲みます。ぬるいビールはおいしくないですからね。その他は、ほとんど冷たくない、常温のものを飲みます。運動のあとも、風呂上がりも、冷たいものは飲みません。

冷たいものはそのままだと胃腸で吸収できないので、胃で温めてから吸収しようとするため、胃が熱をもち、結果として胃が弱るんです。体力を消耗して、風邪を引きやすくなります。アイスを食べるとすぐにまたアイスを食べたくなるのは、最初のアイスが胃に入ると胃が熱をもち、その熱が次の冷たいアイスを欲するためになるんです。これは、胃にとって負担が大きいことなんです。

◎食べてからすぐに横になって牛になる

「食べてすぐ寝ると牛になる」からダメという人がいますが、肝臓のためには食後30分は横になった方がいいんです。131ページの写真のように、肝臓の血流をよくするためには横にならないとダメなんです。食後は特にですが、肝臓全体に血流をうながして肝機能を良化するためには、牛になっても構わないので、食後30分は横になります。私は以前、肝臓を患ったので、そのときから必ず行っている習慣です。

◎しゃっくりを止める方法

できるだけ熱い砂糖水（砂糖水は冷めにくい）をつくって、フーフーしながらコップ1杯飲みます。これで、しゃっくりは一発で収まります。しゃっくりというのは、横隔膜の痙攣《けいれん》です。その痙攣がこれで止まるんですね。

◎歯磨きのときにスクワットをする

歯磨きは毎朝毎晩1日最低2回必ず行うものですね。お昼に磨けば3回です。その「必ずやる」という習慣に、筋肉トレーニングを盛り込むわけです。この習慣をもつと、忙しくてもできて、忘れることもないため、毎日鍛えることができます。大腿四頭筋を鍛えるためには、毎日トレーニングすることが大事です。この朝晩のスクワットだけで、効果はあるんです。

賢いお医者さんのかかり方

◎病歴を箇条書きしておく

初診時の問診票に過去の病歴を記入する欄がありますが、病院にいっているとき、まして初診のときは非常時のため、落ち着きがありません。また直接お医者さんに聞かれた場合など、大事なことをいい忘れることが多くあります。そのために普段、精神状態が穏やかなときに、病歴を箇条書きしておくんです。もしくは病院にいく前に、家で書いておきます。

例えば腹痛ひとつの症状でも、病歴がなければただの腹痛と診断、関連する病歴がある場合は別の重大な診断が下ることがあります。お医者さんの判断材料として、病歴というのはとても重要なんです。

誤診を招かないためにも、病歴は箇条書きにしてから病院にいきましょう。

◎大学病院では主治医が決定権をもつことが多いと認識する

例えば、N大学病院などは月曜日は呼吸器専門医の教授が担当、火曜日は消化器専門医の教授が担当などと分かれていて、曜日によって得意な専門が異なります。もちろん月曜日でも消化器専門医は勤務していますが、人数が少なく手薄です。最初に診たお医者さんが主治医になるのが基本なので、月曜日に消化器のことで受診した場合、専門外の先生が主治医になるなどということが起きやすいんです。調べてから、かかった方がいいでしょう。

◎手術を決断するときは他の病院でも受診する

いわゆるセカンドオピニオンです。同じ外科医でも、すぐに切る判断をする医師と、なるべく切らない医師がいます。結果、受診したお医者さんにより、判断が変わってくるわけです。大事な体にメスを入れるのですから、複数の目で診断してもらうことで、慎重に選択すべきではないでしょうか。

◎開業医は看板の最初に専門を書くことが多いと認識する

現在は専門が細分化されています。病院だって、多くの患者さんに来てもらいたいわけですから、看板に「内科、小児科、皮膚科、泌尿器科……」と多くのことを書きたいわけです。複数の専門が書いてあっても、お医者さんはひとりという病院だって、珍しくないですよね。この場合、その医師の専門は、最初に書いてあるものというケースが多いので、覚えておくといいでしょう。

◎3週間通院しても変化がないときは尋ねるか、転院する

医師でも柔道整復師でも、たいていの場合、治療を始めて3週間たてば、なにかしらか症状に変化が出るものなんです。たとえば、外傷ひとつとっても、切ってから薄皮が張って、かさぶたができて、皮膚が再現されるまでに

10日から2週間くらいです。その2週間に予備の1週間をつけて、3週間みて変化がなければ、診断が違う可能性もあるわけです。他の病気の可能性もあるので、きちんと尋ねて、納得がいかなければ、セカンドオピニオンを求めてみるべきでしょう。

薬の飲み方

◎カプセルは口に水を含みなじませてから、下を向いて飲む

まず、なぜ水になじませるかというと、乾いた状態だと食道などに付着して、そこが食道潰瘍《かいよう》などを起こすことがあります。消炎鎮痛剤（関節痛などの薬）が付着したら、すぐに炎症を起こします。そのため、水になじませて食道に付着しないようにするんです。これは錠剤も同じ。下向きで飲むのは、カプセルは水に浮くので、下向きの方が食道につきにくいからです。

◎錠剤は口に水を含みなじませてから、上を向いて飲む

水になじませるのはカプセルと同じ理由です。上を向いて飲むのは、錠剤は水に沈むので、その方が食道につきにくいからです。

◎薬局の薬（ＯＴＣ薬）は少し余分に服用する

市販の薬の服用量を決める治験基準は、「体重40キロの人で、体力のない人が服用しても異常が出ない」ということで、これが成人の服用量になります。だから、効かないケースが多いんです。人間には当然個体差がありますからね。だから、私は、少しだけ多め（1・5倍程度）に飲みます。その方が血中濃度がグンと上がるので、効果があがるんです。

でも、これは最初の1回目のときだけで、次に飲むときは血中濃度が高いので、量を減らして飲む必要があるので、そこはきちんと服用量通りにしています。

◎一般の目薬は朝にさす

目薬は水分を蒸発させると薬の結晶が出るんです。なので寝る前にさすと、眼球が動かないので、結晶化してしまうことがあります。そこで、眼球運動が始まる朝にさすのがいいのです。機械だって、使う前にオイルをさした方がいいですよね。オイルがよく回るので。それと同じ理屈です。

治療の原則

◎治療の原則「RICE」

治療に関してですが左記のような原則があります。覚えておくと便利です。

RELAXATION（休息する）
ICE（冷やす）
COMPRESSION（圧迫する）
ELEVATION（挙げる）

第四章
「老筋力」実践者の声

ここでは、すでにこの本で紹介しているトレーニングを実践し、その結果を出された方々の声をご紹介します。

「老筋力」実践者の声

久野接骨院では、今日も多くの高齢者の方々が、筋肉トレーニングに励まれています。

ここまで、「老筋力」と題して、高齢者の筋肉トレーニングの必要性、継続を可能にするための正しい理解、そして実践トレーニングと解説をしてまいりました。

ここでは、この本で紹介しているトレーニングを、すでに実践し、その結果を得られた方々の声をご紹介します。

膝痛

久納知尋子【女性・90歳】

道路で滑って膝をひねり、病院外科に通いましたがあまり変わりばえせず、不安になっておりましたが、以前にお世話になった久野先生のところでは、いろいろとわかりやすく説明してもらい、安心しました。

その後、腫れている膝にスポンジでの圧迫固定をしていただき、歩行も楽になったころ、先生から大腿四頭筋強化のため、筋肉トレーニングを3キロのおもりをのせて行いますといわれました。

10日から2週間ほどで、おもりを5キロに増量し、現在は8キロのおもりでがんばっています。

先生のところまで近くなので歩いて通っていますが、帰りは、反対側の公園まで遠回りして帰宅するほど回復しました。

膝痛

木下シズ子【女性・76歳】

膝が痛くて通院していた病院での治療は、痛み止めの服用と湿布を貼ることでした。いっとき痛みはやわらぐ感じがするのですが、またすぐ痛くなりました。

年のせいだとあきらめかけたころ、久野接骨院を紹介してもらいました。治療に筋肉トレーニングを導入することが、なぜ効果があるのかを、きちんとわかりやすく説明してくださり、年齢に関係なく、筋肉は鍛えれば鍛えるほど強くなると、100歳のきんさんの例をあげて励ましてくれました。

年齢をいいわけにしてあきらめずに、毎日続けたおかげで、今では正座もできるようになりました。

右肩痛

小木曽藤義【男性・75歳】

大病院のドクターから手術しないと治らないといわれて、手術は嫌だからと久野接骨院に通院しました。痛みと筋萎縮《きんいしゅく》で、腕がほとんど上げられず、趣味の習字もできないと悲観していましたが、物理療法ならびに運動療法（プーリー運動、ペットボトルによる筋力強化）により、3カ月くらいで、自分の力で腕が上がるようになり、おもりも2キロのものをもち上げられるようになりました。

今では、得意の習字もできるようになり、本当に手術をしなくてよかったと感謝しております。

左膝痛

深谷ひな【女性・77歳】

他の病院や針きゅう院で治療していましたが、歩行困難となり、膝がパンパンに腫れて（膝に水が溜まった状態）、松葉杖歩行で久野接骨院に通院しました。

治療として、まずスポンジによる圧迫固定をして腫れが少し引いてから、2キロのおもりによる大腿四頭筋強化を始めて、徐々におもりを増やしていきました。現在では8キロをのせても平気になってきて、歩行も杖なしで楽に歩けるようになりました。

腰痛

下田敏雄【男性・76歳】

ある日、腰痛を患い、近くの病院で治療を続けておりましたが、だんだん痛みが激しくなり、久野接骨院にお世話になることにしました。

座骨の神経が悪くなっているとのことで、立っていることも歩くことも困難となり、治療を始めて参りました。

驚いたことに、私の家の3軒隣に住んでいた故・成田きんさんも「久野先生のお世話をいただき、歩行困難だったのが歩けるようになった」とのことで、久野接骨院にお写真や文章が貼られております。

私も最初は2～3カ月は治らないだろう……と先生からいわれておりましたが、お陰様で現在1カ月ほどですが、痛みも消えて、少しずつ散歩ができるようになり、感謝しております。

誠にありがとうございました。厚くお礼を申し上げます。

前腕と手のしびれ

上西勝【男性・63歳】

大病院にて手術をした方が早く治るといわれ、久野接骨院に通院しました。いろいろなテストをしたところ、斜角筋症候群《しゃかくきんしょうこうぐん》（胸郭《きょうかく》出口シンドローム）と診断されて、低周波治療器「極楽仙人」とプーリー運動、ペットボトルによる運動で、胸郭を弛緩させることを行い、しびれは消失しました。

静脈瘤《じょうみゃくりゅう》

柴山正美【女性・58歳】

出産後も鬱血《うっけつ》はひかず、35年間もの長い間あきらめていました。

その後も立ち仕事を続けるうちに鬱血がひどくなり、2年前には膝も痛くなり、階段の上り下りもつらい状態になりました。

何度か病院にはいきましたが、湿布をもらうだけで一向に治らず、そんなときに知人に久野接骨院を紹介されて、通うようになりました。

先生は話しやすく、気さくな方で、大変熱心に治療してくださり、会話も楽しいです。

毎日通うことで、だんだん足の調子もよくなり、通うのが楽しくなりました。低周波治療器「極楽仙人」の効果も大きかったです。

今では、鬱血した足も普通の人と変わらないくらいにきれいになり、膝の痛みもほとんどなくなりました。とても感謝しております。

これからも継続して治療を受けたいと思います。

鞭《むち》打ち

寺澤恵子【女性・45歳】

自転車で横断歩道を渡っているとき、右折の車にぶつかり、頭部を強打しました。当日は気持ちもしっかりしていて、警察や保険会社の電話の対応も自分で行いました。しかし、翌日となると今まで経験したことのない頭痛と首のだるさを覚え、立っていても座っていても頭が重いという症状が出てきました。横になると枕をしていても、頭がどんどん沈んでいく感覚が私を襲いました。病院でレントゲン、ＭＲＩを受けたところ、異常はないということで治療はしてくれませんでした。しかし、久野接骨院で症状を話したところ、それは鞭打ちであり、事故の場合は当日より翌日から痛みが出るという説明を受けました。スポンジで首を支えると頭の重さは軽減し、低周波等で痛みは薄皮を剝がすように少しずつやわらいでいきました。目には見えない痛みに対して、きちんと患者のはなしを聞き、正しい判断をしてくれたおかげだと思っています。

腰痛

藤村はつ枝【女性・76歳】

腰が痛くて、歩行困難になり、息子に車で連れてきてもらったが、車から降りるのも一苦労で、久野先生と息子にかかえてもらって、ベッドに寝かされました。

まず低周波治療器「極楽仙人」で治療し、その後、膝をかかえて行う腹筋運動療法をして、腰をサラシで固定しました。

帰りはひとりで歩いて帰ることができて、その後、ある程度よくなってからは10センチ幅程度のコルセットで固定しています。

今では太極拳もできるようになりました。

膝痛

水野道子【女性・76歳】

6～7年くらい前から、膝が弱り、正座や立つときに違和感が出ていました。サプリメントなどを補給していましたが、一向によくならず、階段の上り下りにも痛みが出てくるようになりました。外を歩くのにも、杖が必要になってきて、毎日が楽しく過ごせなくなりました。

年のせいだとあきらめていたあるとき、久野接骨院の治療法を聞いて通い始めました。

足におもりをのせた運動を続けていたら、杖がなくても平気になり、外出するのが楽しくなってきました。アスティコの靴（踵《かかと》が7度カットしてある靴）をはいて散歩をしたり、通院を続けていますが、友だちから姿勢がよくなってきたねといわれ、娘たちとの外出も増えて、生活が楽しくなっています。

ぎっくり腰

樹神美代【女性・41歳】

ソフトボールのキャッチャーをしていて、ぎっくり腰になりました。歩行もままならず、這うようにして久野接骨院にいきました。低周波治療器で治療した後、体操を教えてもらいましたが、痛いのになぜ体操をするのか、驚きました。膝をかかえて30秒というのは想像以上に長く、体操の後で痛みは増してきました。しかし、その痛みは防衛反応が外れるからであると説明を受け、私の不安を取り除いてくれました。

治療後、サラシで固定してもらい、ベルトをしたら、来たときには歩けなかったのに、楽に歩けるようになりました。また自宅でも、朝・晩は体操をするようにいわれて、今も毎日頑張ってます。

腰痛

平山賀子【女性・78歳】

主人が医師なので、大きな総合病院で腰痛の治療を受けていましたが、全く変わらず苦痛でしたので、脳外科の高木先生に紹介されて久野接骨院にいきました。

治療法には目からうろこが落ちたような感じで、驚きました。プーリー運動においても、ただ動かすだけでなく、肩を圧迫しながらの動きにビックリしました。

大好きな茶道で、正座して立ち上がるとき、軽く動作できるので、みなさんが驚かれます。

これは、膝かかえ運動とおもりをのせた大腿四頭筋の強化運動のおかげだと思っております。

第五章

きんさんトレーニング・ドキュメント対談

100歳を過ぎて筋肉トレーニングを実践し、自力歩行の再現に成功した成田きんさんの当時の状況を、きんさんのご子息・成田幸男さんの奥様である菊枝さんと振り返ります。

成田菊枝×久野信彦

きんさんの四男・成田幸男さんの奥様である菊枝さんに、トレーニングを始められたころのおはなしについて、うかがいました。お亡くなりになる日まで、ずっと付き添われた菊枝さんですので、当時のきんさんドキュメントとして、お読みください。

——久野接骨院にて筋肉トレーニングを始められたとき、きんさんは自力歩行ができない状態だったと聞いています。その当初のことを教えてください。

久野　最初にいらしたのは98歳のとき。本格的に始めたのは105歳のときでした。かなり体力が衰えていました。ひとりでは歩けずに、ご家族にかかえられて来院されました。

成田　「ひとりで歩きたい」といい出した一番の理由は妹のぎんさんとの競争でしたよ。それまでも、1年に2～3度、お互いの家を行き来するとき、私たちが送り迎えするのですが、そのときにぎんさんはサッササッサと歩くのね。でも、お義母さんは歩かないの。それで帰ってきたあと、「ぎんはよく歩くぞ」っていうのね。それで刺激されて、自分なりの運動をする。でも1週間くらいすると、疲れが出るんです。それでやめちゃう（笑）。その繰り返し。そして、お義母さんはとてもわがままだったんですよ（笑）。そのあたり、久野先生はよくご存じですよね？

久野　わがままわがまま（笑）。でも、それを菊枝さんがなんにも文句いわずに、ずっとついてきたからね。

成田　まあ、ちょうらかす（＝おだてる）ことが上手になったんですよ（笑）。喧嘩しても仕方ないですよ。「黒いものも白い」っていうなら、通しました（笑）。

久野　黒いものも白いって、任侠《にんきょう》の人のセリフだね（笑）。
成田　自分でなんでもできる人だったので、私が喧嘩することもないですし。でも、ほんとに久野先生はえらいなあって思いますよ。1時間でも2時間でも、通院しているときには、お義母さんの面倒をよくみていただきましたから。
久野　長いときは、うちに3時間くらいいましたものね。

やること自体が楽しくないと続かない

――当時、おもりを足につけてのハムストリングス強化運動（104ページ参照）でトレーニングされる光景が、〝きんトレ〟と呼ばれてテレビでもずいぶん取り上げられました。そのときのおはなしを聞かせてください。

久野　１・５キロのおもりを両足それぞれにつけて、多いときは８００回以上やっていました。時間にすると３時間くらいかかりますからね。すごいです。

成田　そうですね。ともかく、根性のある人でした。がんばる人でした。ほんとうに、頑張り屋。

久野　お孫さんに励まされながらがんばったというのも、あるよねえ。でも本当に頑張り屋さんだったね。普通やれないよ。１００歳過ぎて、あそこまでは。

成田　でもね、久野先生のところにいくと、先生と患者さんがワアワアと明るく歓迎してくれるでしょ。それが楽しみで、ということは大きかったですよ。トレーニングにいく動機としてはね。でもね、それは大事ですよ。運動は運動として、そこにいってやること自体が楽しくないと続かないでしょう。原動力としては、その楽しみが７割以上はあったと思います。

久野　長くやって疲れたときは、そのまま寝ちゃったりしていました。「あれ？　声が聞こえなくなったなあ」と思うと、カーッと寝ている（笑）。そんなときは、そのまま寝てもらっていましたね。でも、みんなの声が聞こえると、きんさんパッと起きてね。そのまま、またやり出すんです。

歩けるようになると、脳も発達した

――トレーニング中の映像をみせていただきました。最初はきんさんの足が棒のように細かったですよね。でも、3カ月後の映像は、ふくらはぎが太くなって全然違いました。すごく筋肉が強化されたんですね。

久野　最初は触ると、筋肉線維が糸みたいに細かったんです。触っていたら、それだけで切れちゃうんじゃないかなって、心配だったですね。

成田　筋肉どころか、皮膚も触っていると破れちゃうんじゃないかしらという感じでしたよ。

久野　だから、かるい荷重を手でかけてハムストリングス強化（102ページ参照）を時間かけてゆっくりやりました。1カ月半くらいは、やりましたね。続けていたらある日、「あっ、筋肉に張りが出てきたな」というのがわかりましてね。100歳過ぎても効果は必ず出るんだな、と。では、今度はおもりをつけてやりましょう、と。

成田　やってくれた先生もすごいけど、ほんとお義母さんはがんばったと思いますよ。

久野　「もうやだ」って、やめちゃう日もありましたけどね（笑）。

成田　どんなことでも、嫌だというときは、絶対動かない。テコでも動かない。でも、先生のところにいくときは、そんなことはなかったですよ。ほんとに楽しかったんですね。

久野　患者さんも楽しいのです。きんさんになにかいうと、ポンと返してくれるから。トレーニングして、ほんとに頭の回転が速くなったよね。足動かして、歩けるようになって、脳も発達したんだね。でも、いうことがほんとにおもしろかったもんね。

成田　有名になって、人前ではなすのを聞くまで、あんなにおもしろい人だって、知らなかったですよ（笑）。「神仏《かみほとけ》がいわせてくれる」といっていました。自然と口から出る。

久野　きんさんはね、ほんとに、話す内容に愛嬌《あいきょう》がありますよ。

成田　昔から、そうだったんだと思いますよ。きっと。

「あんな簡単に逝けるなんて……」

――お亡くなりになる日までずっと、寝たきりになることはなかったそうですね。

成田　一度もなかったですね。毎週金曜日に点滴を打ちにいっていたのですが、看護師さんがいつも1回で針を入れるのに、「今日は入らないわ……」と2～3回やって、やっと入ったんです。終わってから、その看護師さんが「今日は1回でできなくても、怒られなくてよかった」と、いっていたんですね。いつもは失敗すると、「あんた下手くそだね！」と、怒っていうんですが、そのときはなにもいわなかった。終わったら、車にのって帰るんですが、その車の中で、「ありがとありがとありがとありがと……」って何回も連呼したんです。いつもは一言「ありがと」で終わりなのにね。お義母さんは、人をからかうのが好きなので、「からかってるのかな」と、そのときは思っただけだったんですけど、あとで「あれは！」と思いましたよ。あとで思えば、確かにいつもと違いましたね。

久野　寿命をなにかで感じたのかもしれないね。

成田　注射した日はお風呂に入りません。だから次の日の土曜日に「お義母さん、お風呂入りますか」と聞いたら、「入らん」。1日くらい入らなくてもいいかなと思って、気にせず、次に寝る前に「トイレにいきませんか」と聞いたら、また「いかん」。就寝中も、夜23時ごろと深夜2時ごろにいつも起きるんですけど、それも起きない。翌朝になって、朝7時ごろにみても、起きてこない。それで9時ごろに「そろそろ起きませんか？」と聞いたら、「寒いから寝とる」というので、それなら寝てればいいと思いましたが、そのあとも起きてこないので、10時半ごろに「お義母さん、もう起きませんか」っていったら、もう返事をしなかったんです。違いといえば、お風呂に入らなかっただけで、ごはんもいつも通り食べて、ほかはなにも変化はなかったんです。お医者さんを呼んだら、すぐに手を合わせられました。「あんな簡単に逝けるなんて……」と思ったんですよ。だから、みんなあやかりたい、あやかりたいっていってました。ほんとに誰にも負担かけないで、すっと逝きました。

久野　１００歳を過ぎて、大きな花を咲かせて、その死に方ですものね。きんさんは、すごい。ほんとうに勉強させていただきました。ただ、感謝ですね。

２００8年11月1日　名古屋市の成田家にて

2000年1月23日に行われた成田きんさん（享年107歳）の告別式において、著者がよんだ弔辞全文を紹介します。明るい性格の故人のあたたかみが表現されていることはもちろん、著者が故人から学んだという、高齢者と心を通わせるための術《すべ》が滲《にじ》み出ている一文です【この文は「文藝春秋」（2001年2月号）「弔辞全文収録60人　鮮やかな人生に鮮やかな言葉」に選ばれました】。

お別れの詞

「せーんせい、こんにちは」
この言葉で来院され、中に入るといすに座り、
「今日もよろしくおねぎゃあしまあ〜す」

「お手やわらかにしてちょうだゃあ」

「きんさん、元気だね。頑張ってよ」と言うと、

「みなさんのおかげです。みんなガンバレー。ガンバレ、ガンバレよーおだ」と元気なうちはこんな調子でした。

思い出しますと2年前、12月7日にひとりでは歩けないくらいで、抱えられるようにして来院され腰の治療をしていましたが、ひとりで歩けるようになりたいという意欲が感じられたので腹ばいになりひざの曲げ伸ばしなど1カ月ぐらいやり、その後、800グラムのおもりを足首に付け300回ほどできるようになったところで1・5キロのおもりに変えてやったら、

「重たゃあなあ、痛ゃあがや、何やっとるだあ」としかられたこともあり、

「きんさんごめんネ」と謝ってもふくれてしまって、言うことを聞いてくれず、孫の隆久君が、

「やらんとぎんさんに負けるぞ」と言うとしぶしぶやっていました。

また、機嫌を損ねるとおもりを付けたまま精いっぱい膝を伸ばし、ベッドに足をたたき付けるようにするので骨折や怪我などしたら大変だとなだめながら、手こずらせたことも。そして、「まっとうみゃあこと、ちょうらかさなあかんわ」（もっと上手におだててくれないと筋トレはやらない）などと言って困らせたことも。

「あ、なるほど高齢者はやりなさいとか、こうやった方がいい、だけではいかんのだな。上手におだてることだ」と教えられました。

それからは私もうみゃあこととちょうらかすようになり、筋トレも1日約2時間で600回以上できるようになり、接骨院の中では杖なしで歩けるようになってきました。

きんさんの根性、負けん気、頑固さ、それに太ももが太くなってきたことには驚くばかりでした。しかし、昨年7月、胃かいようで入院したとき、四男の幸男さんも、私も、退院は難しいんじゃないかなと感じました。でも退院した次の日に筋トレに来て、その翌日には北海道に行くという気力には恐ろしささえ感じました。9月中旬には入院前と変わらないくらい回復し、治療中には歌や私との漫才もするようになり頭もしっかりしてきました。

「きんさんは恋愛ですか。お見合いですか」と聞くと、

「見合いで良吉っつあんと一緒になった」

「良吉さんのこと好きだった？」

と聞くと返事はなし。

「でも、たくさん子供がいるけど……」というと真剣な顔になり、

「あれはおつとめ、あんなことは大きりゃあだ！」

「それできんさんの初恋の人は？」と聞いたら、

「先生だぎゃあ」

歌では「桃太郎さん」「もしもし亀よ」「正月」「お彼岸みゃあ

り」、きんさんオリジナルの炭坑節などを歌ったけど、中でも「たんたんたぬきの……」は一字一句全部歌い、私が、

「きんさんも付いとるの？」と聞いたら、

「そんなもん付いとらんでブラブラせんわあ」

他の患者さんも大笑いでした。

きんさんの思い出は、きんさんの心の豊かさ、人生観で出来上がった笑顔です。どんなことを言っても憎めない笑顔、周りの人たちを楽しませる笑顔、そして100万ドルの笑顔。天国でも、その笑顔でみなさんを楽しませてやってください。きんおばあちゃん！うみゃあことちょうらかしてちょうして本当にありがたゃあことでした。

心よりご冥福をお祈り申し上げます。

2000年1月23日

久野信彦

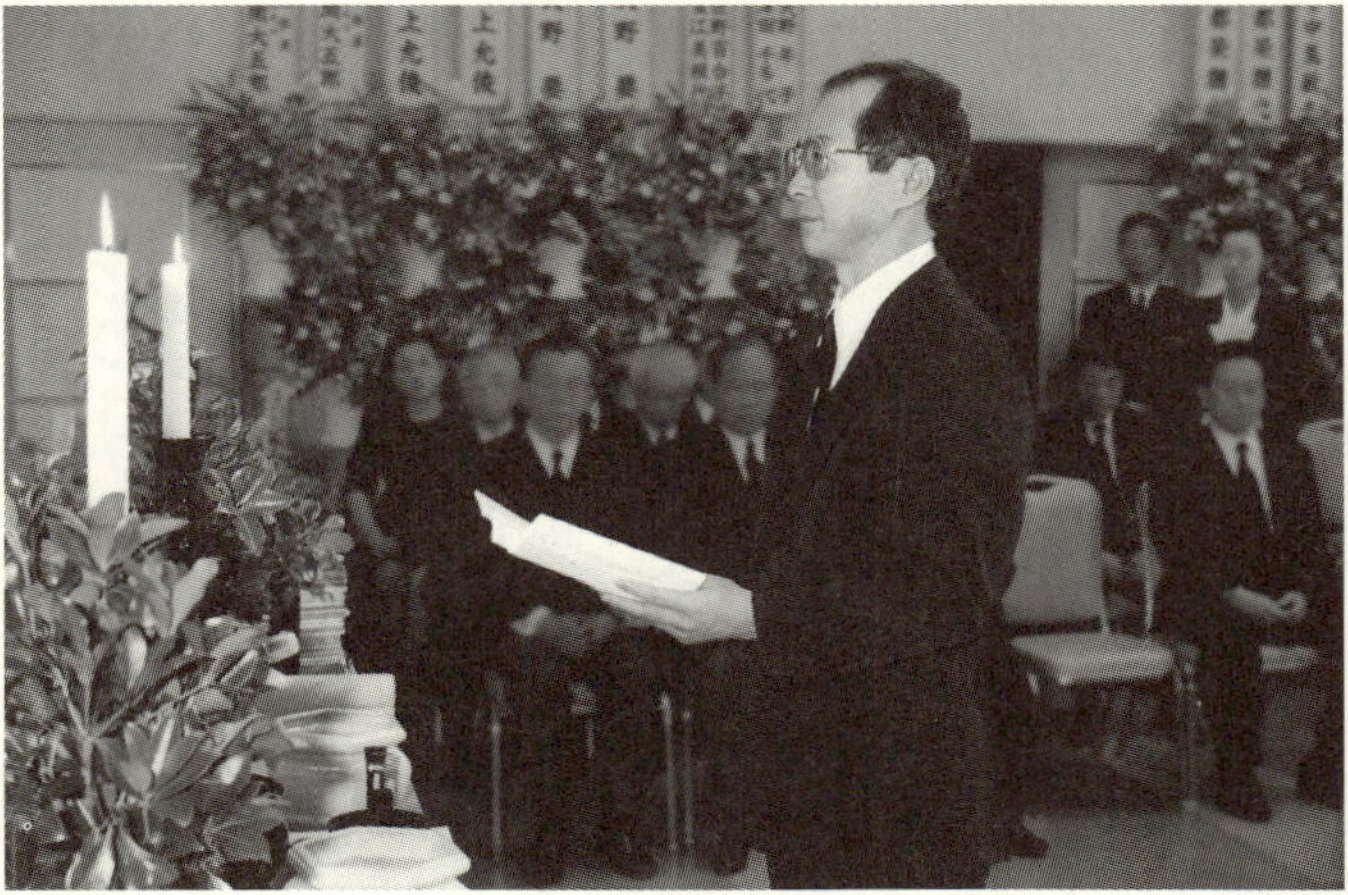

理想的な自立をめざして　あとがきにかえて

「老筋力」と題して、高齢者の方々向けの筋肉トレーニングの必要性、実践方法、そしてその周辺にある諸事に関して、記して参りました。

私は今回初めて本を執筆、刊行させていただいたのですが、以前にもいくつかの出版社から書籍出版のおはなしを頂戴したことがありました。それは、この本を出版する大きな動機のひとつとなった、故・成田きんさんが当院でトレーニング中であったころ、10年ほど前のことです。

そのころは、テレビや雑誌、新聞などの取材も大変多く、メディア上の露出も頻繁でしたので、販売的な見地だけで考えれば、出版の絶好期であったと思います。私自身、毎日臨床の現場で働いてきて、その経験から世のみなさまにお伝えしたいことを本にまとめてみたい、という気持ちを以前からもっておりましたので、当時いただいた出版のおはなしを真剣に考えました。しかし、結論としては、出版をお断り申し上げました。それは、まだ私自身の中で、みなさんにお伝えしたいことの羅列はあるものの、熟し切っておらず、すべてを集約し一体化した結論を持ち得ていないと考えたからです。

きんさんが他界されてから数年が経ち、メディアも遠いものとなりましたが、当院には毎日変わらずたくさんの患者さんがお見えになり、治療とトレーニングに励んでいらっしゃいます。私もその現場で、ひたすら臨床に尽力してきたわけですが、このごろになって、経験の羅列だったものがひとつの結論に結実しつつあるのを感じておりました。

後期高齢者福祉制度や社会保険制度など、高齢社会に直結する内容で、今、ニュースは持ち切りです。そこから聞こえてくることから考えると、政府や行政というものは、こちらから頼るものではない、と思えます。

私も今年で63の齢を数え、その当事者として考えてみると、しっかりとした自立を実現し、維持する努力の必要性をひしひしと感じます。

そのためには、まず、自分で立ち、歩けるという肉体をもつことが大事ではないでしょうか。

年齢を重ねれば、肉体は必ず衰え、やがて土に還るわけですが、いつまで自分で歩けるのか、その「いつまで」という問題は人生において、非常に重要です。107歳という驚異的な長寿を全うされたきんさんは、その途中、自力歩行を失いそうな衰えという現実にぶつかり、それに対して自発的な筋力強化トレーニングで立ち向かい、そして、お亡くなりになるその日まで、自分で立ち、歩くという理想的な自立を獲得されました。

私は、久野接骨院というささやかな臨床の現場で、患者のみなさんと一緒にこの理想的な自立をめざして、日々を過ごしています。

今、この本を出版することで、その理想的な自立をめざされる多くの方々のお役に立つことができたら、幸福です。

2008年11月3日

静かなる診療室にて

この本の発刊にあたり、様々な方々にご協力をいただきました。私の医療の考え方、方針の基礎を築くにあたり多くの教示をいただいた方々、また執筆内容に関してお世話になった方々に、この場を借りて、厚く御礼申し上げます。順不同敬称略。

馬場駿吉（ボストン美術館館長）
吉峯　徳（元・名古屋大学助教授）
大屋敬彦（元・名古屋大学助教授）
高木卓爾（中日病院脳ドック長）
米田忠正（米田柔整専門学校理事長）
伊藤　貴（元名市大病院整形外科医局長）
冨田重忠（冨田接骨院院長）
萩原　正（日本柔道整復師会会長）
佐久間稔晴（愛知県柔道整復師会会長）
森川伸治（愛知県柔道整復師会副会長）
船戸嘉忠（米田柔整専門学校副校長）
横井利明（名古屋市市会議員）
酒井達子（名城大学薬学部分析センター長）
丹下富博（調剤薬局社長）
森　信之（森松株式会社社長）
林譽史朗（漢方の本草閣社長）
森　欣夫（大同病院心療内科部長）
下山　宏（名城大学学長）
金田典雄（名城大学薬学部教授）
小島仲夫（名城大学薬学部教授）
伊藤克好（久野接骨院副院長）
村上允俊（元ＴＢＳリポーター）
松岡康子（ＮＨＫアナウンサー）
小川佳浩（画家）

文庫版あとがき

東日本大震災から1年の月日が流れました。

被災地の方々をはじめ、私たち日本人全員が「がんばろう日本」を合言葉に、1日でも早い復興の日を迎えられるよう、がんばり続けてきました。

先日、私も宮城県の被災地に入らせていただいて、被災されたみなさんのお声を聞く機会を得ました。私の方からは「自分のチカラで歩く」必要性をおはなしさせていただき、ご一緒に筋肉トレーニングをしました。

それは得難い体験で、名古屋に戻ってからも忘れることなく、心に刻み込んで、今日も臨床の現場に立っております。

出版界には、まったく縁のなかった私ですが、『老筋力』を上梓させていただいてから、人生における新たな世界として広がり、今年もいくつか本を出させていただくことになりました。

当接骨院を訪れる多くの患者さんに接していると、常々「知る」ということの持つ大きな意味を感じます。

そう、正しい知識を持ってさえいれば、患うこと、悪化させることのなかった疾患は実に多いものです。

いま、出版という「知らせる」機会を得られたことは、私にとって大変ありがたいことなのです。

単行本刊行の機会をいただいた祥伝社の鈴木道雄さん、横塚政孝さん、文庫化していただいた同社黄金文庫編集部編集長の吉田浩行さんに、この場をお借りして厚く御礼申し上げます。

成田幸男さん、菊枝さんご夫妻の多大なるご協力に感謝いたします。

また、いつも私の本をプロデュースしてくれる企画・編集manic代表西田貴史さん、どうもありがとう。

最後に、私のすべてを支えてくれる妻・日恵に感謝いたします。いつもありがとう。これからもよろしく頼みます。

久野信彦　くの・のぶひこ

1945年、愛知県生まれ。名城大学薬学部卒。
柔道整復師。薬剤師。久野接骨院院長。保護司。
名古屋市立桜台高等学校評議員。介護認定審査委員。

略歴

1964年	名古屋市立桜台高等学校卒業
1968年	名城大学薬学部卒業
1968年	杏林薬品神戸営業所入社。神戸大学病院担当
1973年	名古屋支店に転勤 岐阜大学病院、名古屋大学病院、名古屋市立大学病院を担当
1975年	久野薬局開業
1976年	本社学術部、開発部に転勤 医薬品開発時に去痰剤「ムコダイン（S－CMC）」を担当
1982年	杏林薬品退社。1年間を充電にあてる
1985年	中部柔整専門学校卒（現・米田柔整専門学校） 冨田重忠先生（冨田接骨院）に師事
1986年	久野接骨院開業
2008年	祥伝社より『老筋力』を刊行
2011年	自由国民社より『100歳まで歩ける！クノンボールエクササイズ』を刊行 現在に至る

久野信彦オフィシャルサイト
http://drkuno.com

ＮＨＫ総合「おはよう日本」や東海地方の地元メディアで紹介され、日本全国で大反響！　10万個以上を販売している健康アイテム・クノンボールを単品にて販売しています。

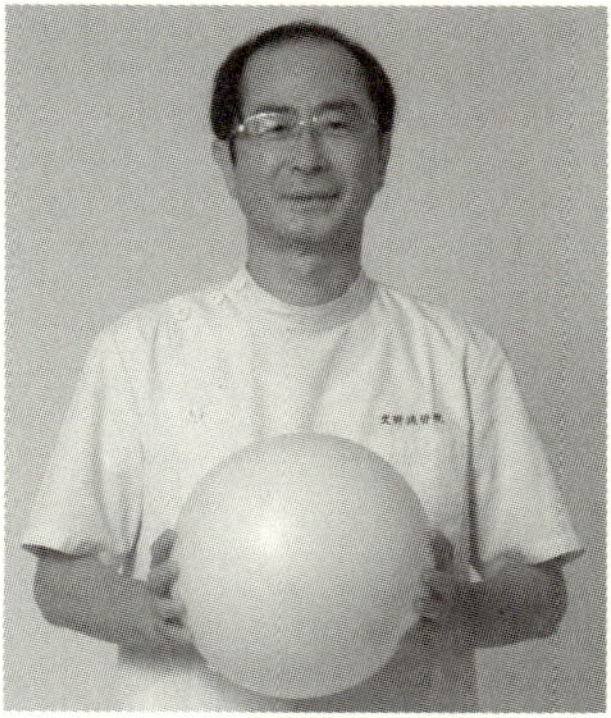

久野接骨院・久野薬品

〒457−0022 愛知県名古屋市南区明円町15−3
（地下鉄桜通線・鶴里駅より徒歩10分）

「きんさんの筋トレ」を、多くのメディアでご紹介いただいてから、自ら奮起される高齢者の方が増えました。それぞれの方の体力・症状に合わせたトレーニング法で、自信回復をはかり、寝たきりにならないようにスタッフ一丸となってご指導・治療にあたらせていただいております。

本書は、二〇〇八年十二月、小社より単行本『老筋力 100歳になっても自力で歩きたい人の筋肉トレーニング』として発行された作品を加筆・修正し文庫化したものです。

祥伝社黄金文庫

老筋力《ろうきんりょく》　100歳《さい》になっても自力《じりき》で歩《ある》きたい人《ひと》へ

平成24年 4 月20日　初版第 1 刷発行

著　者　久《く》野《の》信彦《のぶひこ》

発行者　竹内和芳

発行所　祥伝社《しょうでんしゃ》

〒101 - 8701
東京都千代田区神田神保町 3 - 3
電話　03（3265）2084（編集部）
電話　03（3265）2081（販売部）
電話　03（3265）3622（業務部）
http://www.shodensha.co.jp/

印刷所　光邦

製本所　ナショナル製本

ISBN978-4-396-31572-6 C0195

祥伝社黄金文庫

池谷敏郎
ここ10年で、これだけ変わった！
最新医学常識99
ジェネリック医薬品は同じ効きめ？睡眠薬や安定剤はクセになるので、やめる？　その「常識」危険です！

カワムラタマミ
からだはみんな知っている
10円玉1枚分の軽い「圧」で自然治癒力が動き出す！　本当の自分に戻るためのあたたかなヒント集！

斎藤洋一
奇跡の丹田《たんでん》呼吸法
〝丹田呼吸法〟はお釈迦様が心身を丈夫にされ、悟りを開くもとになった呼吸法―体のすみずみまで元気に。

安田　登
疲れない体をつくる「和」の身体作法
なぜ、能楽師は八十歳でも現役でいられるのか？　能楽師にして、ロルファーの著者に学ぶエクササイズ。

済陽高穂《わたようたかほ》
がんにならない毎日の食習慣
先進国で日本だけが急増中のがん。食事を変えれば、がんは防げることを臨床から実証！その予防法とは？

三石　巖
医学常識はウソだらけ
コレステロールは〝健康の味方〟？貧血には鉄分ではなく、ダンパク質!?医学の常識はまちがっている？